ÉTUDE

SUR

LA LÈPRE EN ALGÉRIE

ET PLUS SPÉCIALEMENT A ALGER

MESURES PROPHYLACTIQUES

Avec Similigravures, Chromolithographies, Cartes, etc.

PAR

Le Dr GEMY

CHARGÉ DU COURS COMPLÉMENTAIRE DES MALADIES CUTANÉES ET SYPHILITIQUES A L'ÉCOLE DE MÉDECINE D'ALGER. MÉDECIN DE L'HÔPITAL CIVIL.

Le Dr L. RAYNAUD

ANCIEN CHEF DE CLINIQUE A L'ÉCOLE DE MÉDECINE D'ALGER, MÉDECIN DE L'HÔPITAL CIVIL, DIRECTEUR DE LA SANTÉ, LAURÉAT DE L'INSTITUT.

Ouvrage honoré d'une souscription du Gouvernement Général de l'Algérie

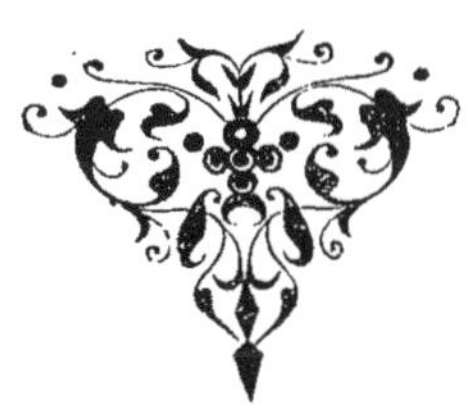

ALGER

IMPRIMERIE TYPOGRAPHIQUE J. TORRENT, 5 BIS, RAMPE BUGEAUD

1897

LA LÈPRE EN ALGÉRIE

ÉTUDE

SUR

LA LÈPRE EN ALGÉRIE

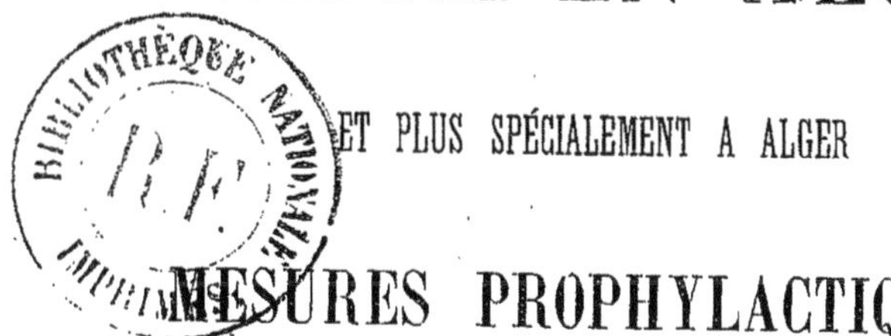

ET PLUS SPÉCIALEMENT A ALGER

MESURES PROPHYLACTIQUES

PAR

Le Dr GEMY

CHARGÉ DU COURS COMPLÉMENTAIRE DES MALADIES CUTANÉES ET SYPHILITIQUES A L'ÉCOLE DE MÉDECINE D'ALGER, MÉDECIN DE L'HÔPITAL CIVIL.

Le Dr L. RAYNAUD

ANCIEN CHEF DE CLINIQUE A L'ÉCOLE DE MÉDECINE D'ALGER, MÉDECIN DE L'HÔPITAL CIVIL, LAURÉAT DE L'INSTITUT.

ALGER

IMPRIMERIE TYPOGRAPHIQUE J. TORRENT, 5 BIS, RAMPE BUGEAUD

1897

AVANT-PROPOS

M. Cambon, Gouverneur de l'Algérie, à qui nous avions signalé en 1895, l'apparition de la lèpre dans la Colonie, avait bien voulu nous charger de lui fournir un rapport sur les mesures prophylactiques à prendre pour enrayer, si possible, l'extension de cette maladie. C'est ce rapport que nous livrons aujourd'hui au public.

Les conclusions en ont été soumises au Congrès de léprologie ouvert à Berlin le 11 octobre ; on verra plus loin quelles ont été les mesures adoptées par les membres de ce Congrès.

Notre devoir est de remercier hautement M. Cambon d'avoir bien voulu, comprenant l'importance que présentait la prophylaxie de la lèpre, honorer d'une généreuse souscription ce mémoire et charger officiellement l'un de nous de représenter le Gouvernement Général de l'Algérie au Congrès de Berlin.

Disons, dès le début, que notre intention n'est pas ici de publier un traité complet sur la lèpre, ses diverses formes cliniques, son étiologie, sa bactériologie, etc. Notre prétention est plus modeste. Frappés du nombre relativement considérable de lépreux qui, depuis quelques années, envahissent la Colonie et qui proviennent de l'Étranger pour la plupart, nous nous sommes attachés à diagnostiquer cette affection, à la faire connaître à nos élèves ou nos confrères, et à rechercher quelles pourraient être les mesures les plus simples, les plus pratiques, les meilleures en même temps, permettant d'épargner à l'Algérie ce danger sanitaire nouveau.

Dans ce but, mettant au second plan les recherches méticuleuses qui peuvent seulement être poursuivies dans un laboratoire, et qui d'ailleurs seront consignées dans la thèse d'un de nos élèves, M. Barrillon, nous n'avons décrit, dans ce travail, que les phénomènes cliniques les plus apparents, afin de permettre à nos confrères de l'intérieur moins bien outillés que ceux de la ville, d'arriver à un diagnostic sûr et rapide.

Les gravures qui sont à la fin de ce travail faciliteront, plus que les meilleures descriptions, le diagnostic de la lèpre ; nous y renvoyons le lecteur, persuadés qu'une fois bien fixés dans la mémoire, les lésions et le facies lépreux deviennent reconnaissables très aisément.

Nous devons nos remercîments à nos confrères, les Drs Leroy (de Constantine), Legrain (de Bougie), Haffner (d'Oran), H. Vincent, Gauthier, Scherb, etc., qui ont bien voulu répondre au questionnaire que nous leur avions adressé et nous remettre des observations précieuses. Remercions aussi les Drs Murat et Vérité des examens bactériologiques qu'ils ont pratiqués si gracieusement. Nos photographies sont pour la plupart dues à notre confrère le Dr Vérité : on pourra en apprécier la finesse et l'exactitude.

I

CONSIDÉRATIONS GÉNÉRALES

Pendant une longue série d'années, la *LÈPRE* n'a été l'objet d'aucune étude sérieuse de la part des médecins et des hygiénistes.

Considérée comme éteinte ou tout au moins comme cantonnée dans certaines régions bien connues et bien déterminées, cette maladie paraissait ne plus devoir être une menace pour les autres pays regardés comme indemnes.

Aussi comptait-elle comme une quantité négligeable dans les traités de pathologie européenne.

Mais depuis vingt ou trente ans, surtout depuis la découverte de son bacille par Hansen, la lèpre a été signalée un peu partout, de nouveaux foyers ont été découverts et son domaine géographique a pris une singulière extension.

Les travaux de Besnier, de Leloir, de Vidal, de Danielsen (de Stockholm), de Boech (de Christiania), de Zambaco et de bien d'autres dermatologistes, ont puissamment contribué à la reprise de cette étude qui, dans ces derniers temps, a fait le sujet de nombreuses communications aux sociétés savantes et dans la presse médicale de tous les pays. Deux congrès de médecine, celui de Moscou, en août, et celui de Berlin, en octobre 1897, ont inscrit cette question à leur ordre du jour, surtout au point de vue prophylactique.

Il est donc inutile d'insister sur l'intérêt que présente, à tous les égards, ce grave sujet. Il devient de plus en plus évident que, loin d'avoir disparu ou même limité son habitat aux régions dans lesquelles elle paraissait s'être réfugiée, la lèpre semble vouloir étendre son domaine et devenir agressive pour les pays jusque-là respectés par elle.

Cet envahissement reconnu et constaté chaque année est à la fois apparent et réel : apparent, en ce sens que la lèpre, mieux étudiée dans ces derniers temps et plus facilement diagnostiquée, a pu être signalée dans des endroits où elle était demeurée ignorée jusque-là ; réel, par l'importation ou l'exode de lépreux dans des pays jusque-là indemnes, lépreux qui ont été l'origine de véritables épidémies comme aux îles Hawaï et à l'île Maurice (Brocq, Annales de Dermatologie, 1885).

Depuis la création de la clinique dermatologique à l'École de Médecine d'Alger, la lèpre, sous la forme tuberculeuse, avait pu être étudiée dans le service qui lui est attribué et suivie chez plusieurs malades d'origine espagnole. Elle n'avait pas encore été constatée chez les indigènes musulmans.

Dans la séance annuelle de la *Société Française de Dermatologie*, tenue à Lyon, en 1894, l'un de nous fit une communication sur un cas de *lèpre systématisée nerveuse* (diagnostic confirmé par le professeur Leloir), observé chez un Kabyle, avec photographies à l'appui.

Cette communication se terminait par l'annonce d'un travail complet sur la lèpre observée en Algérie et plus particulièrement à Alger, travail fait en collaboration avec le docteur Raynaud, médecin adjoint à l'hôpital de Mustapha. C'est ce Mémoire annoncé que nous donnons aujourd'hui.

A l'appui des considérations générales que nous venons de présenter sur l'extension de la lèpre, nous venons apporter notre témoignage en signalant une vaste région, l'*Algérie Française*, dans laquelle, jusqu'à ce jour, la présence de lépreux n'avait pas été scientifiquement démontrée et qui était immaculée dans la carte sur la répartition géographique de la lèpre, accompagnant le livre du professeur Leloir.

Le nombre d'observations que nous possédons s'élève au chiffre respectable de 58. Il n'est pas téméraire d'affirmer que, eu égard au petit nombre d'années que comprend notre enquête, il ne soit de beaucoup inférieur à la réalité.

Pour justifier les conclusions qui terminent cette étude, conclusions qui comportent certaines mesures prophylactiques efficaces, nous avons divisé notre sujet en deux chapitres.

Dans le premier, il sera question des *lépreux d'origine européenne*, qui sont l'objet de nos principales préoccupations.

Le second sera consacré aux *lépreux indigènes*.

Au jour ou nous terminons ce travail, nous nous trouvons en présence de 58 observations ainsi réparties.

Lèpre Européenne	Espagnols	24		
	Maltais	1		
	Français	4		
	Italiens	2		
		31	31	
Lèpre Indigène	Israélites	8		
	Musulmans	19		
		27	27	
			58	observat.

Mais avant d'aborder la relation plus ou moins détaillée de ces observations, il est indispensable que nous fassions un court historique des notions acquises sur l'existence de la lèpre en Algérie, jusqu'au moment où nos recherches ont commencé.

II

HISTORIQUE

LÈPRE CHEZ LES INDIGÈNES

Cette affection ne paraît pas être inconnue des indigènes qui l'appellent *Baras* (en arabe) et *Beurst* (en kabyle). Nous avons pu, dans un voyage en pays kabyle, nous faire amener des lépreux, en montrant des photographies à quelques chefs de douar, et il nous ont ainsi décrit la maladie : « C'est une affection qui fait tomber les sourcils et les doigts, et qui rend la peau insensible quand on se brûle. »

Le législateur avait autorisé le divorce en cas de lèpre. Voici ce que dit SIDI KHELLIL (Précis de législation musulmane, t. 2, p. 405) :

De l'option (ou droit de consentir au maintien du mariage où d'en exiger la dissolution.) (1)

« Les causes qui autorisent l'option d'un des conjoints sont : le *Baras* ou les colorations cutanées blanches (vitiligo) ou brunes (taches primordiales de la lèpre : les colorations brunes sont les plus graves car elles sont les prodromes de la lèpre ; les cheveux ou

(1) Ces mots ou phrases entre parenthèses sont des notes des annotateurs.

les poils qui se trouvent sur les parties de la peau atteintes du baras brun prennent la couleur brune ; sur les parties atteintes du baras blanc les cheveux ou poils sont de couleur blanche) ; « La lèpre déclarée (éléphantiasis ou léontiasis) sur l'un des conjoints : non si la mère ou le père de l'un des époux en est atteint. »

Cette maladie est considérée par les Arabes comme transmissible *par delà quarante générations* et Sidi Khellil (t. 2, p. 423) déclare « qu'il convient d'empêcher le mari atteint de la lèpre déjà avancée de cohabiter conjugalement avec ses femmes et ses esclaves, et à plus forte raison avec les femmes de condition libre. »

Un des premiers médecins qui observa des cas plus ou moins authentiques de lèpre chez les indigènes fut le Dr Guyon, chirurgien en chef de l'Armée, qui, traversant la Kabylie en 1839, constata, à Bougie, la présence de quelques lépreux qui venaient réclamer les soins de la médecine française. Il donna à l'Académie des Sciences (1839, p. 513) quelques détails sur une maladie de peau connue en Algérie sous le nom de *Baraz* ou *Bars*, et qui lui paraissait avoir de grands rapports avec celle que l'on désigne en Amérique sous le nom de *Caraté* (1). Un peu plus tard, il fait savoir à l'Académie qu'il a inoculé la variole à un sujet atteint de lèpre (p. 575) :

« Quoique les parties sur lesquelles on a agi fussent privées de toute sensibilité, la maladie inoculée a suivi la marche la plus régulière. Le malade était un Kabyle

---

(1) Il y a certainement ici confusion avec une mycose « très répandue dans l'Amérique équinoxiale où elle est désignée sous le nom de *Caraté*. Cette dermatose présente plusieurs variétés comme coloration (violet, violet bleuâtre, violet noir, rouge brique, et noir encre de Chine) ». Prof. Montoya y Florès, Colombie. — Annales de Dermatologie, mai 1897, page 464.

Elle n'a aucun rapport avec la lèpre.

de la région de Bougie, seule localité où la lèpre ait été observée depuis que nous occupons l'Algérie. »

Guyon (1) écrivait encore :

« La lèpre, ou pour mieux dire la *ladrerie* (et c'est à dessein que je me sers de cette expression), est très répandue dans les villages kabyles. Aux lépreux qui s'étaient présentés à Bougie, à notre premier passage, en avaient succédé d'autres et nous en retrouvons encore *quatre* à notre retour. Ces quatre malheureux tous Kabyles, se composaient d'un vieillard, dont la tête était toute tuberculeuse et dépilée, d'un adulte et de deux jeunes gens de 18 à 20 ans. Ces jeunes gens étaient frères, nouveau fait à l'appui de l'hérédité du mal. »

« Jusqu'à ce jour, ajoute cet auteur, aucun cas de lèpre ne s'est encore présenté chez les Arabes malades, que nos médecins ont eu l'occasion de voir. *La lèpre serait-elle plus rare chez les Arabes que chez les Kabyles, où elle est si commune ?* »

Guyon avait vu des lépreux en Amérique, il semblait bien connaître cette maladie. Cependant, nous admettons plus volontiers que ces quatre malades étaient des syphilitiques, car c'est la syphilis et non la lèpre qui est très répandue dans les villages kabyles, ainsi que nous pouvons actuellement le constater.

En effet, depuis la conquête complète de cette région, nos relations avec les Kabyles sont devenues assez intimes pour que sa pathologie propre ait pu être suffisamment étudiée dans ses grandes lignes.

Gaudineau (mém. de méd. et de chir. milit. 1842, t. 52, p. 213) semble peu précis lorsqu'il dit :

« Les maladies les plus fréquentes parmi les indigènes sont celles de la peau, la gale, la teigne, les dartres ; *la lèpre, la tuberculeuse ou lèpre des Grecs est*

---

(1) Guyon. — Mémoires de Médecine et de Chirurgie militaires, t. 48, p. 231.

la plus répandue ; vient ensuite l'éléphantiasis et enfin la *lèpre des Juifs* décrite par Moïse, caractérisée par des *taches cutanées blanchâtres* qui se montrent tantôt sur un point, tantôt sur un autre, et qui se couvrent de petites écailles ou d'aspérités. J'ai rencontré un seul exemple de cette dernière sur un jeune chamelier du désert. L'abdomen, le tronc, les membres supérieurs et inférieurs étaient couverts de larges et nombreuses taches blanches, orbiculaires, sèches et arides, tranchant sur une peau basanée ; examinées à la loupe, elles n'offraient qu'une modification de la couleur du corps muqueux réticulaire et un imperceptible épaississement de l'épiderme ; point de petits boutons, aucune démangeaison, et cependant cette affection durait depuis plusieurs années. L'Arabe l'attribuait à l'influence de la lune qui, disait il, avait frappé ces diverses parties de son corps pendant son sommeil, il affirmait qu'aucune personne de sa famille et de sa tribu n'avaient de taches semblables. »

Ne semble-t-il pas qu'il y ait là confusion avec le vitiligo ou avec les cicatrices blanches consécutives à la syphilis que l'un de nous a décrites sous le nom de leucomélanodermie syphilitique. (Communication au Congrès de Lyon 1894).

Le cas suivant de Deleau doit être rattaché aussi à la syphilis.

Deleau (1), dans un travail intéressant sur les maladies qu'il a constatées à Constantine sur les indigènes, écrit ce paragraphe, qui ne paraît pas concluant.

« *Eléphantiasis des Grecs. Lèpre.* — Dans les premiers jours de février 1840, un Juif, jeune encore, se présente à ma visite dans l'état suivant : il porte sur presque toutes les régions du corps des tubercules ulcérés et douloureux. Aux membres supérieurs surtout

(1) Mémoires de Médecine et de Chirurgie militaires, 1842, (t. 25, page 280).

existent de larges cicatrices blanchâtres, environnées d'ulcérations proéminentes et décolorées. Toutes ces ulcérations affectent la forme ronde. L'intérieur de la bouche, le voile du palais et la langue sont ulcérés et très sensibles. La faiblesse est extrême, la voix éteinte.

« Cet homme est mort le 21 février. »

« Deux Kabyles, dont l'un à peu près dans l'état du sujet de cette observation, l'autre offrant cette maladie à un moindre degré, se sont présentés depuis ; le plus malade est encore à l'hôpital où je le traite par les ferrugineux et les sulfureux.

Avec E. L. Bertherand (médecine et hygiène des Arabes, 1855, page 423), nous trouvons un aperçu de ce qui a été publié à ce sujet, et quelques considérations sur l'étiologie que les Arabes assignent à la lèpre.

« Les Arabes, dit-il, prétendent que le cure-dent en bois de *habbaq* (basilic) ou de *sadjar et roummane* (grenadier) ou bien en tige de *gmath* (blé). de *chaïr* (orge), *d'alfa*, occasionnent des prurits et parfois la lèpre blanche. Un toubibe du Sahara (empirique) m'a dit que le khénazir (scrofule) ne lui semblait pas étranger à l'apparition de la lèpre. Les indigènes distinguent deux variétés dans cette maladie : le *ghénamia* (lèpre du mouton) et le *beugria* (lèpre de vache) ; ce sont sans doute les diversités dans la coloration qui motivent ces dénominations. »

« D'après M. Guyon, ajoute Bertherand, le *baras* (lèpre) des Algériens, serait un *albinisme partiel congénital ou accidentel*, et la race nègre en est également susceptible..... D'après les renseignements que j'ai obtenus dans le M'zab, l'albinisme se rencontrerait quelquefois dans le Sahara, chez les Ouled Naïls, dans le Souf, etc. »

Encore là, la confusion se fait entre toutes les lésions achromiques ou hyperchromiques de la peau et la vraie lèpre.

En 1862, J. Arnould, professeur agrégé du Val-de-Grâce, écrivait dans les Mémoires de médecine et chirurgie militaires, un long article sur la *lèpre kabyle*. Voici ce qu'il en dit :

« J'entends par *lèpre kabyle*, un ensemble d'accidents très éloignés de la syphilis, dont le siège, la forme sont déterminés par la diathèse cutanée indigène.

« *La lèpre kabyle est de la syphilis...*, j'emploie ce mot, à peu près sans interprétation exacte jusqu'à présent, et qui ne peut indiquer *qu'une dermatose ulcéreuse en général*,

« Le mot lèpre. traduit en arabe par le mot correspondant qu'ont donné les grammairiens, représente une maladie que les indigènes connaissent de réputation, mais ceux mêmes qui m'en parlaient et me la dépeignaient ne l'avaient jamais vue et *pendant nos quinze mois de Kabylie, je n'ai jamais pu mettre la main sur un seul cas*, il n'en a pas paru à l'hôpital ni au bureau arabe un seul échantillon. A coup sûr, *cette lèpre, distincte de la syphilis, est depuis longtemps éteinte, ou bien n'a jamais existé*. (Mémoire de méd. et de chir. milit., tome 52. — 1862.)

C'est cette confusion dans les mots, qu'il était inutile de créer du reste, qui a fait admettre longtemps que la vraie lèpre de Moïse était très répandue en Algérie, ou que cette lèpre et la syphilis ne formaient qu'une seule et même affection.

C'est du reste l'avis du Dr VINCENT (Bulletin de la Société de Médecine d'Alger, 1862) qui déclare se ranger à l'opinion de l'identité de la lèpre et de la syphilis. Il place dans le même cadre nosologique le pian, ou la lèpre des Hébreux, l'alphos et leucé des Grecs, le vitiligo de Celse, l'éléphantiasis des Grecs, et en fait des manifestations de la syphilis.

Il reste enfin un dernier auteur, le Dr HATTUTE, qui, dans le traité sur la « Kabylie » de LETOURNEUX et HANOTEAU, s'occupant de la pathologie algérienne, déclare qu'il « n'a rencontré pendant deux ans d'observation qu'un cas de lèpre tuberculeuse éléphantiasique » (t. I, p. 446). Cependant il cite quelques cas de gangrène spontanée des membres inférieurs qu'il ne sait à quoi attribuer (maladies infectieuses, glycosurie, ergotisme, jarosse (lathyrus).

Parmi ces observations, une, due à Dufour (Mémoires de Médecine et Chirurgie militaires, 1858), semble retracer bien exactement le tableau de la lèpre mutilante.

« Un marabout kabyle des Beni-Aïdel est apporté à l'hôpital le 25 octobre 1858 ; il a perdu par la gangrène plusieurs orteils du pied droit, les orteils et le métatarse du pied gauche en totalité. Ce malheureux, outre ces lésions, a les *deux mains dans la demi-flexion*, par suite de la rétraction des fléchisseurs, ses *muscles antibrachiaux sont atrophiés* ».

Enfin, dans le Dictionnaire de Dechambre, le Dr Brassac, à l'article éléphantiasis, consacre les quelques lignes suivantes à la géographie de la lèpre en ce qui concerne l'Algérie :

« Notre colonie algérienne, sans être indemne, n'a que très peu de cas sur le littoral ; on la donne comme assez commune chez les Juifs d'Alger, mais nous croyons que dans ces cas on a confondu l'éléphantiasis des Arabes avec l'éléphantiasis des Grecs ; dans l'intérieur de l'Algérie, les lépreux seraient plus nombreux, et il y a des villages où seraient réunis à peu près tous les lépreux des vallées de l'Atlas et de Biskra. » (1) (page 418).

Citons enfin la thèse du docteur Glorget (en 1890) sur la contagiosité de la lèpre et qui mentionne deux cas de lèpre espagnole observés à Blida : une

(1) D'une enquête à laquelle nous nous livrons en ce moment, il résulte que dans l'Aurès il existerait un foyer de lépreux assez considérable. Les indigènes malades seraient relégués dans certains « bled », qui sont désignés sous le nom de villages de lépreux. Les renseignements précis, que nous avons demandés à ce sujet, ne nous sont pas encore parvenus, et nous ne donnons cette note que sous réserves.

grand'mère et sa petite-fille, celle-ci ayant été contagionnée par celle-là.

Ainsi qu'en témoigne l'exposé que nous venons de faire, la littérature médicale, en ce qui concerne la *lèpre algérienne*, est aussi pauvre que doit être hésitant le diagnostic rétrospectif à porter sur les quelques observations qu'elle relate.

Nous partageons absolument l'opinion du professeur Arnould sur la confusion qui a été établie entre la *lèpre vraie* et la *syphilis*. C'est bien à celle-ci qu'il faut attribuer presque toutes les manifestations cutanées qui ont été décrites par les auteurs que nous venons de citer.

Chaque année, plusieurs cas semblables peuvent être observés à la clinique dermatologique d'Alger et la guérison rapide, en quinze jours ou trois semaines, de ces vastes ulcérations datant de plusieurs années, par le traitement mercuriel intensif et l'iodure de potassium à haute dose, témoignent irréfutablement de leur étiologie spécifique.

Cette guérison rapide de lésions d'aussi longue durée (plusieurs années en moyenne) aurait lieu de surprendre si la longue expérience que nous avons de la remarquable influence du traitement spécifique sur les syphilis malignes indigènes ne nous fournissait une explication rationnelle de cette action. C'est que les Musulmans sont d'une grande sobriété et pratiquent la plus sérieuse abstinence en ce qui concerne les boissons alcooliques. En effet, lorsqu'ils enfreignent les préceptes du Coran et se livrent, dans les grandes villes, à l'usage de l'alcool, le traitement se comporte, chez eux, absolument comme chez les Européens.

III

CHAPITRE Ier

OBSERVATIONS DE LÈPRE D'ORIGINE EUROPÉENNE (1)

ESPAGNOLS

Le premier lépreux d'origine espagnole entré à la clinique dermatologique de l'École de Médecine d'Alger (clinique créée en mars 1883) fait l'objet de l'observation suivante :

OBSERVATION I

Lèpre tuberculeuse (GEMY)

S...-M..., I..., 28 ans, né à Alfaz (Espagne), journalier, est à Alger depuis sept ans.

Les premières manifestations de la maladie qui l'amène à l'hôpital, le 28 juillet 1885, remontent à quatre ans. Il aurait vu apparaître à ce moment, à la

(1) Quelques-unes des observations sommaires d'origine quelconque qui sont données dans ce travail, seront publiées *in-extenso* dans la thèse que M. BARRILLON, interne de la clinique dermatologique, doit publier prochainement sur ce sujet.

suite d'une violente frayeur, que lui aurait occasionné un coup de fusil qui lui était destiné, des boutons sur plusieurs parties du corps, boutons qu'il aurait grattés et qui se seraient ulcérés.

Ces ulcérations, augmentant de nombre malgré la cicatrisation de quelques-unes d'entre elles, l'affaiblissent à ce point qu'il ne peut plus travailler.

Nous constatons une alopécie à peu près complète des sourcils et de la barbe, alors que sa chevelure est luxuriante.

Le nez est affaissé à sa racine, et les ailes sont formées de tubercules d'un rouge sombre.

D'autres tubercules siègent sur le front, les joues, le menton. Des taches d'une pigmentation brune occupent le reste de la face, les membres supérieurs et inférieurs, surtout à leur partie antérieure. Quelques-unes de ces taches, en se réunissant, forment des placards plus ou moins étendus. Quelques-uns de ces placards présentent des ulcérations à bords irréguliers. Ça et là, surtout à la partie antérieure des cuisses, cicatrices grisâtres et légèrement déprimées d'anciennes ulcérations actuellement guéries. Toutes ces cicatrices sont insensibles. Les parties du corps occupées par les ulcérations, les macules pigmentées, les cicatrices sont de beaucoup plus étendues que les surfaces restées saines.

Le malade a de la fièvre à chaque nouvelle poussée tuberculeuse ou maculeuse, poussée qui dure un mois environ. Cet état se prolonge un an avec quelques améliorations passagères et le malade meurt cachectique le 14 août 1886.

Ce malade a été photographié.

OBSERVATION II

Lèpre tuberculeuse (Gemy)

F... R..., âgée de 23 ans, est née à Tarbena, province de Valence (c'est un village compris dans la zone lépreuse des provinces dont nous parlerons plus loin). Elle entre à la clinique le 2 avril 1895.

Antécédents héréditaires : Père et mère vivants, n'ont jamais eu d'accidents; deux sœurs et un frère également bien portants ; rien parmi les collatéraux. Tous ses parents sont en Espagne.

Antécédents personnels : La malade a quitté l'Espagne à l'âge de six ans pour venir habiter Alger. Elle a vécu à la *Carrière* jusqu'à l'âge de 20 ans. Elle ne se rappelle pas avoir été malade et signale seulement une éruption purpurique (?) au moment de l'apparition de ses règles, à 14 ans. Cette éruption a disparu sans traitement, au bout de deux ou trois mois.

A 20 ans, elle s'est mariée et a quitté Alger pour suivre son mari qui travaillait aux mines d'étain de *Sakamody*, situées à 36 kilomètres au sud d'Alger. Son mari était et est encore fort bien portant. Au bout de dix-huit mois de mariage, naissance d'un enfant qui se porte actuellement très bien.

Vers le huitième mois de sa grossesse, c'est-à-dire il y a vingt mois, apparition des premiers tubercules, très petits, au-dessus du menton à gauche. Cette première poussée s'est produite sans fièvre. La malade accouche normalement et ne se préoccupe pas autrement de ces boutons.

Peu à peu cependant, cette éruption se généralise, gagne toute la partie inférieure de la face, apparaît aux jambes, aux fesses, au tronc.

Depuis que l'éruption a débuté, c'est-à-dire depuis vingt mois, elle s'est de plus en plus accentuée à la face disparaissant et reparaissant plusieurs fois sur le reste du corps.

État actuel : L'état général est bon. La malade n'éprouve aucun trouble et peut tout comme autrefois, vaquer à ses occupations. La crainte de rester défigurée, ce qui pourrait lui nuire auprès de son époux, l'a déterminée à venir nous consulter.

Le facies est caractéristique. Les yeux sont brillants, les sourcils dégarnis dans leur partie externe, les cils rares, les pommettes saillantes.

Sur tout le visage, inégalement disséminés, confluents au menton, la lèvre supérieure, les sillons naso-jugaux, beaucoup plus rares sur le front, le nez et les joues, on constate des tubercules de différentes dimensions, d'un grain de mil à un petit pois. Aucun d'eux n'est ulcéré ni même érodé. Le *bacille de Hansen* existe en grande quantité dans la lymphe obtenue par piqûre.

La peau de la face est fortement pigmentée, rugueuse et parcourue par des capillaires d'un rouge vineux, surtout au niveau des régions malaires.

Le cou et le tronc sont indemnes. Sur celui-ci cependant on trouve des macules de coloration foncée, des plaques pigmentées qui sont les résidus des tubercules qui, au dire de la malade, avaient évolué à plusieurs reprises après ses couches.

Les mêmes lésions existent en plus grand nombre sur les bras, les fesses et les aines.

Les membres inférieurs sont plus fortement atteints. Quelques tubercules sont ulcérés.

La malade a remarqué qu'à certains jours, les mains et les pieds sont comme cyanosés.

Les tubercules et les macules sont seuls anesthésiques, les nerfs cubitaux sont hypertrophiés et infiltrés de nodules. Cependant il n'y a pas d'atrophie des éminences, ni des intérosseux. La voix est altérée, cassée.

Les réflexes sont normaux, le champ visuel intact, rien aux viscères.

Elle sort le 5 juin 1895 après un traitement à l'huile

de chaulmoogra à la dose de 4 grammes par jour, très légèrement améliorée.

Aujourd'hui (juillet 1897), elle est en Espagne depuis un an avec son enfant qui ne présente, d'après le récit du mari que nous avons vu, aucun symptôme de la maladie dont sa mère est atteinte.

Cette malade a été photographiée.

OBSERVATION III

Lèpre tuberculeuse (Gemy)

G... A..., 30 ans, espagnol, né à Mourla, village de 1,800 habitants, entre Alicante et Valence. Père, mère, six frères et une sœur bien portants. Il connaît cinq lépreux à Mourla, et a eu des relations assez fréquentes avec eux.

Il entre à l'hôpital en juillet 1889. En Algérie depuis cinq à six ans. Il retourne passer une année dans son pays, il y contracte un chancre ; des lésions cutanées qu'il présente sont prises pour syphilitiques ; le traitement spécifique n'améliore pas son état, il rentre en Algérie (il y a deux ans et demi).

On constate : Facies caractéristique ; tubercules nombreux et variés sur la face, de couleur sombre ; macules sombres sur les bras et les cuisses, l'abdomen et le thorax. Ces lésions sont paresthésiques, nez effondré à la base avec perforation de la cloison. *Nombreux bacilles de Hansen.*

Amélioré par une dose progressivement élevée à 180 gouttes par jour d'huile de chaulmoogra, G... sort. Il rentre de nouveau à plusieurs reprises avec des lésions qui s'ulcèrent sur la face et diverses parties du corps.

En juin 1897, il a des lépromes de l'œil et une glossite rappelant celle qui est signalée plus loin sur une Kabyle de l'Aurès (obs. XLIX).

Cette observation sera détaillée plus longuement dans la thèse que M. Barrillon, interne distingué du docteur Gemy, prépare sur ce sujet.

Ce malade est encore actuellement à l'hôpital et sa photographie a été prise à chacun des séjours qu'il y a faits.

OBSERVATION IV

Lèpre tuberculeuse (GEMY)

T .. J..., 17 ans, né à Mourla (Alicante), à Alger depuis un an (26 juin 1891). Parents en Espagne, indemnes. Déclare n'avoir pas vu de lépreux.

Début il y a six mois par des tubercules sur les jambes, les cuisses et les bras. Quelques-uns se sont ulcérés deux mois après. Facies léonin, tubercules sur la face, disparition des sourcils ; ulcérations sur les jambes. Sensibilité obtuse sur les tubercules. *Bacille de Hansen.*

A fait plusieurs séjours à l'hôpital, a été amélioré par le régime et le traitement par le chaulmoogra, mais actuellement il est traité par des injections de sérum anti-lépreux. L'observation sera publiée in-extenso dans la thèse de M. Barrillon.

A signaler pourtant une poussée lépreuse précédée pendant un mois par une fièvre donnant absolument la courbe du typhus à rechute.

Ce malade est le frère du précédent ; mais d'un second lit.

OBSERVATION V

Lèpre tuberculeuse (Gemy)

O... V..., 39 ans, né à Teulade (Alicante) village où existent des lépreux. Rien chez ses parents, ses deux frères et sa sœur. A habité 27 mois la Havane. A 25 ans il se marie, et un an après, des tubercules se développent sur les pieds, les jambes, le tronc et la figure. Sa femme et ses deux enfants sont actuellement bien portants.

A son entrée à l'hôpital (septembre 1890) le facies est caractéristique : macules et tubercules rouge sombre sur les joues, le front, les avant-bras et les mains. Larges placards tuberculeux ulcérés sur les jambes et les cuisses. Pas de plaques d'anesthésie, mais sensibilité diminuée.

Chute des cils et sourcils et des poils de la barbe. Veinosités de la face. Troubles de la cornée et du fond de l'œil des deux côtés (1893). *Bacilles de Hansen.*

A subi des injections de chaulmoogra qui l'ont amélioré momentanément, mais l'état s'est aggravé peu après. Ce malade n'a plus été revu.

OBSERVATION VI

Lèpre tuberculeuse (Gemy)

B... F..., né à Bénislé (Alicante). Parti à 23 ans pour Alger, y demeura six ans, retourna dans son village où il resta treize ans, séjourna deux ans à Oran, reparut deux ans à Bénislé et se fixa enfin définitivement à Alger. Père, mère, trois sœurs bien portants. Sa femme et son enfant sont en bonne santé. Pas de lépreux dans sa famille. A connu deux lépreux dans son village, mais prétend n'avoir pas été en relation avec eux.

Facies léonin typique, tubercules sur les joues, le nez, le menton. Taches pigmentées de dimensions variées sur les membres inférieurs et supérieurs ; ces lésions sont absolument anesthésiques. Ulcération des coudes.

Un érysipèle de la face fait aplatir en une dizaine de jours les tubercules volumineux qui défiguraient ce malade. *Bacilles de Hansen.* Les lésions reparaissent malgré l'administration de chaulmoogra (15 gr.) par la voix stomacale. Les injections (1 gr. 50 par jour) déterminent une amélioration, mais avec la suspension du traitement les lépromes se reforment. Des injections de Brown-Séquard ne donnent pas de résultat bien sensible. Ce malade est mort en 1895 de cachexie lépreuse.

OBSERVATION VII

Lèpre tuberculeuse (Gemy)

M... J..., 23 ans, Espagnol, entre à l'hôpital le 10 juin 1888, né à Tarbena (Valence), y reste jusqu'à 18 ans, depuis six ans en Algérie.

Père mort du choléra, mère bien portante, 64 ans, un frère et deux sœurs bien portants. Grand-père maternel aurait été toujours paralysé (?). A vu deux ou trois lépreux dans son village, mais déclare n'avoir pas eu de relations avec eux. Il partit en bonne santé pour l'Algérie, et se trouve le seul atteint de ceux qui habitaient Tarbena avec lui et qui sont installés ici.

Début en 1885, c'est-à-dire trois ans après son départ

d'Espagne; à la suite d'une violente colère, apparition de taches sur le corps. Masque caractérisque, face glabre, couverte de tubercules de toutes dimensions. Placards érythémateux sur les bras et les membres inférieurs. Pas de point anesthésique. Amélioration considérable par le chaulmoogra.

Deuxième entrée en mai 1894. Ulcérations larges sur les jambes ; cicatrices livides, gaufrées, souples sur les avant-bras et les cuisses. Peau ichtyosique ; sensibilité obtuse sur la peau saine, abolie sur les cicatrices. *Bacilles de Hansen.*

OBSERVATION VIII

Lèpre tuberculeuse (Gemy)

V... P..., 42 ans, né à Teulade (Alicante) entre, à l'hôpital le 5 septembre 1895. Rien chez ses parents, marié depuis 21 ans. Sa femme, ses enfants, âgés de 16, 14 et 12 ans, sont bien portants. A vécu à Teulade jusqu'à l'âge de 21 ans, et ne quittait son village qu'un mois par an pour travailler à Valence. Prétend n'avoir pas vu à Teulade de malades atteints de lésions semblables à celles qu'il présente. Cependant il sait qu'un lépreux est venu d'un village voisin s'y établir.

En Algérie depuis l'âge de 21 ans, a habité l'Alma, Réghaïa, Bouïnam, Palestro, comme charbonnier. Il est à Alger depuis trois ans.

Débuts de la maladie il y a 2 ans, c'est-à-dire *19 ans après* son départ d'Espagne. Fièvre qui se reproduisit pendant 19 mois, épistaxis, chute des poils de la barbe et des moustaches qu'il avait très fournies. Puis apparition de tubercules sur les jambes et sur tout le corps.

Facies typique, sourcils disparus, visage glabre

couvert de tubercules rouge vineux, nez aplati, ailes boursouflées, yeux enfoncés dans l'orbite, et dégarnis de cils. Lépromes de la conjonctive à droite, veinosités à la surface de la peau. Cheveux abondants. Laryngite qui le rend aphone. Peau ichtyosique. Quelques tubercules ulcérés et des cicatrices blanchâtres, souples gaufrées sur la face, le tronc, l'épaule droite, aux coudes. Lépromes vastes, ulcérés en divers points des jambes et des pieds. Taches achromiques très pigmentées à leur pourtour et rappelant la morphée ; sur ces taches et les cicatrices, la sensibilité est diminuée ; il y a partout de l'hypéresthésie sur le reste du corps. Nodosités du cubital, atrophie des muscles fessiers, de la cuisse, des jambes et des avant-bras.

Bacilles de Hansen dans un tubercule excisé.

OBSERVATION IX

Lèpre tuberculeuse anesthésique (Gemy)

P .. F..., 30 ans, né à Beni-Tachel (province d'Alicante), entre le 6 juin 1894 à la clinique dermatologique.

Tous les membres de sa famille : père, mère, deux frères et cinq sœurs, se portent bien et habitent l'Espagne.

Il est depuis six ans en Algérie et c'est un peu avant son départ d'Espagne qu'il a vu survenir, à la suite d'une immersion dans l'eau froide, une insensibilité absolue des deux jambes, insensibilité qui persiste encore aujourd'hui.

A partir de ce moment, il a éprouvé une certaine faiblesse dans les membres inférieurs, faiblesse qui ne lui permet pas une longue station debout.

Quelque temps après, se sont montrés à la face des tubercules du volume d'un pois à celui d'un pois chiche, tubercules d'un rouge sombre, isolés ou cohérents, siégeant surtout à la région sourcilière, sur les joues et le menton. Ils sont nombreux sur les membres supérieurs et le tronc. La sensibilité à la piqûre y est abolie et le cubital présente un renflement fusiforme.

Traité par l'huile de chaulmoogra, le malade sort le 12 juillet estimant que la guérison ne survient pas assez vite.

Il n'a pas été fait de recherches bactériologiques, le diagnostic clinique ayant paru suffisant.

Ce malade n'a plus été revu.

OBSERVATION X

Lèpre anesthésique (Gemy)

G... R..., âgé de 57 ans, né à Aguilar (Murcie) entre le 20 août 1894 à la clinique dermatologique, avec le diagnostic de lèpre porté dans un service de médecine où il était en traitement depuis le mois de mai.

Il est depuis quatre ans en Algérie où il exerce la profession de mineur. Il a le facies léonin, les yeux brillants, les pommettes saillantes, le nez épaté, les sourcils clairsemés. Les cheveux et la barbe sont à l'état normal.

Il a eu sept frères et deux sœurs qui n'ont jamais été atteints de cette maladie, non plus que son père et sa mère. Celle-ci serait morte à 95 ans et une grande longévité paraît être le privilège de cette famille. Il n'a connu aucun de ses camarades atteints de l'affection qui l'amène à l'hôpital.

La maladie aurait débuté chez lui, il y a une vingtaine

d'années, par une macule siégeant à la partie supérieure de l'avant-bras droit, macule qui fut traitée à l'hôpital de Murcie par l'iodure de potassium. Le malade affirme n'avoir jamais eu de chancre. Puis, successivement, les bras et les jambes, se sont couverts des mêmes lésions qui se sont ulcérées, ont suppuré et laissé, après guérison, des cicatrices blanchâtres, retractées, plissées, déprimées et souples.

Ces cicatrices sont nombreuses sur les bras, les jambes, le dos, variant de la dimension d'une pièce de 50 centimes à celle de placards grands comme la paume de la main ; ceux-ci évidemment constitués par la réunion d'un certain nombre d'ulcérations élémentaires.

Ce qui le décide à entrer à l'hôpital, c'est la parésie qui a envahi les membres inférieurs au commencement de l'année.

Lors de son entrée à la clinique, l'examen dont il est l'objet permet de faire les constatations suivantes :

Le front, les épaules, le dos, l'abdomen, les bras et les jambes sont couverts des cicatrices mentionnées plus haut, cicatrices qui sont absolument anesthésiques.

Les bras ont perdu de leur force.

L'anesthésie est générale aux membres inférieurs, excepté à la partie supéro-interne des cuisses et dans la région du pli fessier.

L'abdomen et la poitrine ont conservé leur sensibilité.

Le dos et le cou, sur ses parties latérales, ainsi que les régions temporales, sont anesthésiques.

La face interne et la partie supérieure des avant-bras, la paume des mains et les doigts jouissent de leur sensibilité, ainsi que la partie interne des bras.

L'anesthésie a commencé par les membres inférieurs et envahi successivement les régions que nous venons d'indiquer.

Le traitement a consisté en injections hypodermiques d'huile de chaulmoogra à la dose de une à trois seringues de Pravaz.

Dans les premiers jours d'octobre, la sensibilité semble revenir dans le dos, du côté gauche surtout.

Malheureusement le traitement n'a pu être continué le malade l'accusant de lui occasionner toutes sortes de maux.

Le 20 janvier 1895 le traitement est suspendu.

A ce moment on constate que la parésie des membres inférieurs a plutôt augmenté. Les yeux brillent davantage et les yeux sont encore plus enfoncés dans l'orbite ; les os malaires très proéminents.

Il n'y a pas de poussée nouvelle.

La peau des membres inférieurs et les tissus qui la doublent, sont flasques et mous, les muscles atrophiés et l'insensibilité est complète dans toute leur étendue. Le malade prétend qu'on pourrait lui enfoncer un couteau dans cette région sans qu'il le sentit. Cette insensibilité existe également pour les pointes de feu.

Les nerfs cubitaux sont nodulés.

Le champ visuel est normal.

L'examen bactériologique a été négatif.

Le malade, voyant que sa situation ne se modifiait pas, sort en avril pour rentrer dans son pays.

OBSERVATION XI

Lèpre tuberculeuse (Gemy)

T... P..., 60 ans, né à Undara (province d'Alicante), entre le 14 septembre 1888, à la clinique dermatologique.

Il est depuis 20 ans en Algérie. Pas d'antécédents héréditaires. Marié il y a 40 ans, il a deux fils et une fille qui se portent bien. Sa femme qui existe encore n'a jamais présenté de symptômes lépreux.

Avant son arrivée en Algérie, ce malade a vécu longtemps avec des lépreux. Il y a cinq ans, après un voyage de quelques mois à Alicante, il a vu apparaître les premières manifestations lépreuses : tubercules volumineux sur le front, le nez, les joues, les lèvres, le thorax et les membres inférieurs. Les tubercules sont insensibles à la piqûre et à la chaleur. Quelques-uns se sont ulcérés, puis guéris.

La peau est ichtyosique sur les quatre membres.

Le diagnostic clinique ne laissant aucun doute, il n'a pas été fait d'examen bactériologique.

Ce malade a fait trois séjours à l'hôpital, du 14 septembre 1888 à la fin du mois d'août 1893. Chaque fois, le traitement par l'huile de chaulmoogra, à la dose de 3 à 4 grammes par la voie stomacale et en injections hypodermiques, a amené une amélioration passagère, consistant en affaissement des tubercules et cicatrisation des ulcérations.

Ce malade, admis aux incurables à sa sortie de la clinique, est mort en 1895, cachectique. Il a été photographié.

OBSERVATION XII

Lèpre tuberculeuse (Gemy)

(Vue le 12 février 1897, à la consultation de la clinique dermatologique)

J... G.., 15 ans, Espagnol, né à Vagra, province d'Alicante, à Alger depuis 14 mois.

Antécédents héréditaires. — Père mort il y a trois ans, à 40 ans ; était lépreux. S'était marié avant d'être malade. Dans sa famille il y avait des lépreux (une sœur et un frère).

Dans le village il y en a toujours eu.

J... G... a habité avec son père et ses parents, il était journellement en relation avec des lépreux. *Mère* bien portante.

Antécédents personnels. — Jamais malade. A commencé à avoir des tubercules sur la face il y a quinze mois, avec de la fièvre pendant trois ou quatre jours. Facies caractéristique. Tubercules saillants sur le front, les joues, le menton, les oreilles ; alopécie sourcilière. Cheveux conservés. Rien sur le corps.

Bras et jambes : taches violacées et tubercules saillants *anesthésiques*, nodosité du cubital.

Pas de troubles trophiques ; pas d'ulcérations.

Il a été impossible de prendre du sang ou de la sérosité ; mais le diagnostic est absolument certain.

La mère a ramené son enfant chez elle parce qu'on n'a pas voulu lui promettre une guérison rapide.

OBSERVATION XIII

Lèpre tuberculeuse (Gemy)

I... J..., 40 ans, né à Undara (Alicante). Arrivé en Algérie il y a dix-neuf ans, malade depuis six ans. Lèpre tuberculeuse de la face. Facies léonin caractéristique. Alopécie sourcilière. Macules sur les joues, les avant-bras, les jambes ; zone d'insensibilité sur les pieds et le bas des jambes, les genoux et les avant-bras. Atrophie des éminences thénar et hypothénar.

Bacilles dans les tubercules de la face.

Cette observation sera publiée *in-extenso* dans la thèse de M. Barrillon.

OBSERVATION XIV

Lèpre anesthésique (Gemy)

Dame B..., 32 ans, en Algérie depuis dix-huit ans, née à Dénia, à 40 kil. d'Alicante ; pas d'antécédents héréditaires. Depuis l'âge de 18 ans, après un érysipèle généralisé, a toujours eu des bulles sur les mains et les doigts.

Il y a quatre ans, panaris du pouce gauche, anesthésique, terminé par la chute de la phalangette, puis les phalangettes de tous les doigts, sauf du pouce droit, sont tombées. Les deux mainss ont en griffe, les éminences atrophiées ; les intérosseux ne semblent pas atteints. Mal perforant plantaire au niveau de la tête du troisième métatarsien du pied droit.

Anesthésie complète à la douleur et à la chaleur des avant-bras et des bras.

Pas de nodosité du cubital.

Légère alopécie sourcilière, regard brillant.

Cette observation paraîtra détaillée dans la thèse de M. Barrillon.

Les mains de cette malade ont été photographiées.

OBSERVATION XV

Lèpre systématisée nerveuse (Raynaud)

M... V..., 73 ans, espagnol, bien portant, sans maladies antérieures. Né à Tarbena (province d'Alicante), est en Algérie (Baba-Hassen, 14 kil. d'Alger) depuis quarante-quatre ans. Prétend que personne n'a de lésions lépreuses chez ses parents (père ou mère). Il a trois frères et une sœur bien portants. Marié à une femme de bonne santé qui ne présente rien de suspect ; il a quatre enfants et même des petits-enfants, tous exempts de signes lépreux.

Depuis vingt ans, il s'est aperçu de déformations dans les doigts de ses deux mains. Il ne sentait ni le froid ni les brûlures.

Les *doigts sont gros, courts,* en boudin, quelques-uns plus courts que d'autres, *les ongles plus ou moins atrophiés* et déformés. La *main est en griffe*. Rétraction *de l'aponévrose palmaire, atrophie légère* des éminences thénar et hypothénar, cicatrices de bulles sur les doigts, les mains et les avant-bras. Peau ichtyosique. Sensibilité à la piqûre conservée, au feu, diminuée.

Nodosités du cubital au-dessus de la gouttière. Rien sur le corps, sauf aux coudes, aux genoux et sur les mollets où existe une éruption squameuse ressemblant fort à du psoriasis. Cicatrices blanchâtres sur les jambes.

Pas de douleurs des membres, pas d'atrophie des avant-bras ou des jambes. Rien aux pieds.

Le facies n'a rien de particulier, sauf la joue droite où existe une macule lie de vin, écailleuse, ichtyosique, semblable à celle qu'on observe chez beaucoup de lépreux, ainsi que nous l'avons noté, entre autres, dans l'observation XI.

OBSERVATION XVI

Lèpre tuberculeuse (Raynaud)

G... V..., 20 ans, terrassier, né à Agathe (province d'Alicante), entré le 11 novembre 1896, sorti le 13 novembre (salle Pasteur, service du docteur Trabut). Entre pour néphrite. Habite Hussein-Dey depuis deux ans.

Facies léonin typique, alopécie sourcilière. Tubercules plats sur la face (front, sourcils, nez, joues et menton), macules violacées sur les avant-bras et cicatrices achromiques sur les jambes. Ces dernières sont anesthésiques. Nodosités du cubital. L'affection a débuté il y a déjà quelques années. Je veux prendre du sang pour en faire l'examen. Le malade, malgré son état grave (anasarque, albumine 4 grammes par litre, œdème pulmonaire), effrayé de mon attention pour sa peau, s'enfuit sans laisser de traces.

Ce malade a été vu aussi par le Dr Rouget, médecin major, chef du service bactériologique à l'hôpital du Dey.

Le Dr Cornebois a retrouvé, en juin 1897, ce malade à Hussein-Dey ; il y est mort de sa néphrite, se cachant jusqu'au dernier jour, de peur d'être renvoyé à l'hôpital, ou isolé dans une léproserie.

OBSERVATION XVII

Lèpre tuberculeuse (Raynaud)

R... N..., 70 ans, né à Mahon. En Algérie depuis 1840, entre salle Trousseau le 14 décembre 1894 pour bronchite aiguë.

Facies spécial. Orbites saillants par tubercules légèrement violacés siégeant à la naissance du nez et sur le rebord sourcilier. Alopécie des sourcils.

Cicatrices blanchâtres sur les mains et les avant-bras. Traces psoriasiques au niveau des coudes. Nodosités du cubital. Un peu de retard de la sensibilité à la piqûre.

Sorti sans que l'*examen* ait pu être approfondi au point de vue bactériologique.

OBSERVATION XVIII

Lèpre tuberculeuse (Raynaud)

Le 11 juin 1897, je vis chez un habitant d'Alger une jeune domestique qu'un étudiant m'avait désignée comme atteinte de lèpre. Je reconnus une femme que j'avais rencontrée peu de mois auparavant et dont l'aspect m'avait frappé au point que je l'avais notée parmi les cas de lèpre existant à Alger. Je la montrai au Dr Gemy qui confirma le diagnostic et nous la fîmes entrer à la clinique dermatologique.

A... M..., 28 ans, espagnole, née à Tarbena (Alicante), en Algérie depuis quatorze ans. Les lésions ont commencé il y a sept à huit ans par des tubercules à la joue droite et au gros orteil droit. Sa mère, deux frères et une sœur bien portants. Se rappelle avoir vu une femme dans son village qui semblait malade comme elle l'est actuellement.

Facies léonin typique. Alopécie sourcilière. Cheveux abondants. Tubercules blanchâtres sur toute la face et quelques-uns ulcérés sur le nez, les oreilles, le menton. Le nez est effondré à la partie moyenne. Cloison perforée. Mêmes lésions avec des ulcérations plus larges et plus étendues sur les avant-bras et les jambes. *Toutes ces lésions sont insensibles.* Léprome de la conjonctive et de la cornée. Pas d'atrophie des mains. Nodosité du cubital.

Le Dr Vérité découvre en abondance le *bacille de Hansen* dans la lymphe d'un tubercule de la face.

La photographie a été prise.

Cette femme était depuis six à sept ans domestique dans la même famille, et plusieurs médecins qui l'y avaient vue et examinée la traitaient pour syphilis rebelle.

OBSERVATION XIX

Lèpre maculeuse (morphée) (Raynaud)

Le 10 juin 1897, je vis une femme espagnole de 26 ans qu'on m'adressait de Cherchell pour une dermatose rebelle des jambes. La dermatose n'était que de la furonculose, mais ce qui me frappa fut l'aspect de son corps. Des placards achromiques de toutes les dimensions se trouvaient sur la face, autour des lèvres, sur le dos, la poitrine, l'abdomen, les bras, les jambes. Quelques-unes de ces taches sont larges comme la paume de la main, les autres sont grandes comme une pièce de vingt centimes ou comme une lentille. Au centre des plus larges, il reste des îlots de peau hyperchromique; ces placards sont irréguliers mais à bords arrondis comme formés par la réunion d'un certain nombre de taches.

La peau qui entoure ces taches blanches est plus sombre que dans le reste du corps, mais il n'y a pas, à proprement parler, d'anneau hyperchromique délimitant la tache. Anesthésie complète de beaucoup de ces taches ; diminution de la sensibilité des autres. Sensibilité conservée au niveau de la peau saine.

La malade raconte qu'à l'âge de 8 ans, elle a eu entre chair et peau des boutons larges, violacés qui n'ont pas percé, qui ont duré six mois (macules), et qu'elle a eu de la fièvre. Puis la peau est devenue blanche et insensible partout où ces boutons s'étaient montrés. Depuis quelques mois, quelques-unes de ces taches blanches augmentent d'étendue, sans changer de coloration.

Les poils sont tombés en ces régions achromiques et la peau est un peu ridée et atrophiée.

Nodules du cubital à droite. Pas d'alopécie des sourcils.

Rien dans les antécédents ni chez les collatéraux, mariée sans enfants. Elle est née à Campellio, village voisin d'Alicante, où elle est restée jusqu'à l'âge de 16 ans (Voir figure V de la planche II du traité de Leloir).

OBSERVATION XX

Lèpre tuberculeuse (Gemy)

F... A..., âgé de 56 ans, né à Pedreger (province de Valence), depuis huit ans à Alger d'où il s'absente fréquemment pour aller travailler dans les fermes des environs. Entre une première fois à la clinique dermatologique le 5 avril 1891.

Il présente des tubercules typiques sur la face, les membres supérieurs et une partie du tronc. Facies léonin, chevelure opulente, alopécie sourcilière.

Diagnostic clinique certain.

Traité par l'huile de chaulmoogra à la dose de 4 à 6 grammes par jour, il sort amélioré le 13 juin 1891.

Il rentre de nouveau le 18 juin 1894, après un séjour

d'une année à la *Carrière* pour des lépromes ulcérés : soumis au même traitement général, ses ulcères sont pansés à l'emplâtre à l'ichtyol. Il sort définitivement le 20 août 1894, ses ulcères cicatrisés.

Ce malade n'a plus été revu.

OBSERVATION XXI

Lèpre tuberculeuse (GEMY)

G... J..., 49 ans, journalier, né à Alicante, a quitté son pays natal à l'âge de 12 ans. Il habite Alger par accident, s'occupant, tant qu'il trouve du travail, soit sur les routes, soit aux champs.

Il entre à la clinique dermatologique le 17 juin 1892 avec tous les attributs de la lèpre : alopécie sourcilière, tubercules de divers volumes sur la face, le tronc et les membres.

Diagnostic clinique certain.

Traité pendant un mois par l'huile de chaulmoogra, il sort non amélioré, n'ayant pas voulu continuer le traitement.

OBSERVATION XXII

Lèpre tuberculeuse (GEMY)

P... P..., 51 ans, journalier, né à Mourla (Espagne), entre à la clinique dermatologique le 14 juillet 1886.

Nombreux tubercules de dimensions variées sur la

face, les membres supérieurs et inférieurs et le tronc.

Alopécie complète des sourcils. Toute cette région est occupée par des tubercules volumineux.

Du reste la photographie qui accompagne cette observation représente un cas typique de lèpre tuberculeuse.

Ce malade a fait plusieurs séjours à l'hôpital jusqu'en 1890, époque à laquelle il a été envoyé à l'hospice des vieillards de Douéra où il est mort.

OBSERVATION XXIII

Lèpre anesthésique et tuberculeuse ; orchite lépreuse suppurée (Gemy)

M... J..., 25 ans, jardinier, né à Chichona, province d'Alicante (Espagne). Entre à la clinique dermatologique le 26 juillet 1897, où il est évacué d'un service de chirurgie, dans lequel il se trouve depuis deux mois pour une orchite sur la nature de laquelle on n'est pas encore fixé.

Ce malade avait été choisi pour une épreuve de concours de chirurgie et un des membres du jury, ancien interne de la clinique dermatosyphiligraphique, M. le Docteur Scherb, en examinant ce malade, fut frappé de l'anesthésie et des lésions cutanées qu'il présentait et porta le diagnostic de lèpre anesthésique et tuberculeuse ; c'est alors qu'il fut envoyé dans le service.

Comme antécédents héréditaires nous trouvons un père mort d'un coup de revolver et une mère morte en quelques jours sans symptômes suspects. Ce malade a une sœur qui habite Alger depuis une quinzaine d'années, rue du Frais-Vallon (quartier de la Carrière). Il est né à Chichona, village situé dans la zone contaminée entre Alicante et Valence, et il est venu pour la première fois à Alger il y a cinq ans. Après un séjour de treize mois il est retourné en Espagne, à Tarbena.

Pendant ce dernier séjour, il vit survenir une orchite gauche sans relation vénérienne, car le malade affirme n'avoir jamais eu de maladie de femme ; la durée indéfinie de cette affection le décida à se rendre à Barcelone (hôpital) où il fut opéré de son testicule. Le diagnostic avait dû être évidemment : testicule tuberculeux. De retour à Alger, huit jours après Pâques, il rentre dans le courant de mai salle Larrey, service du professeur Vincent, pour son testicule qu'on suppose être tuberculeux ; c'est alors que les évènements racontés plus haut se sont présentés.

Etat actuel : Anesthésie complète à la piqûre et à la brûlure des membres supérieurs et inférieurs jusqu'à la partie moyenne des bras et des cuisses ; sensibilité normale sur l'abdomen, nodosités volumineuses du cubital à la sortie de sa gouttière. Tubercules au nombre de sept ou huit sur les quatre membres, chevelure abondante, alopécie sourcilière, aspect caractéristique, saillie des régions malaires, éclat des yeux, tubercules sur les lobes des deux oreilles, orchite suppurée du testicule restant, douleurs au niveau de l'articulation tibio-tarsienne droite. douleur pour laquelle on a appliqué des pointes de feu. Cette application n'a pas été perçue par le malade.

L'examen bactériologique du sang et de la suppuration orchidienne donne le *bacille de Hansen*.

Ce malade, traité par le sérum antilépreux, sans succès du reste. est retourné dans son pays en novembre 1897.

OBSERVATION XXIV

Lèpre systématisée nerveuse (Raynaud)

Cette femme est venue me montrer, à la consultation de l'hôpital, son enfant de un an qui, dans une chute, s'est fracturé la clavicule. Je suis très frappé par l'aspect des doigts de cette femme, et, à l'examen plus complet, j'apprends ce qui suit :

Mme C... M..., âgée de 36 ans, née à Caraja (Valence), venue en Algérie il y a deux ans, habite Palestro.

A commencé à avoir des déformations des mains il y a treize ans (c'est-à-dire onze ans avant l'arrivée en Algérie).

Dans son village elle a connu une famille de lépreux (père et deux fils installés à trois heures de chez elle). Elle les voyait *assez souvent*, mais elle prétend n'avoir pas eu de relations avec eux. Père et mère morts de fièvres ; a un frère bien portant.

Mariée depuis quatorze ans : son mari se porte bien. Elle a eu six enfants, en a perdu trois en bas âge : les trois autres sont en bonne santé et celui qu'elle allaite en ce moment paraît très sain.

On constate une atrophie très réelle des avant-bras et des éminences thénar et hypothénar. Les mains sont en griffe avec déformation des doigts, qui sont courts, en boudin ; quelques-uns ont perdu l'ongle, d'autres l'os de la dernière phalange par résorption ou panaris. Il y a des bulles pemphigoïdes sur les mains et sur certains doigts. Une des extrémités phalangiennes se détache comme dans l'*aïnhum*. Malgré ces déformations, la malade est très habile de ses mains.

Pas d'anesthésie ni à la chaleur ni à la piqûre. Nodosités du cubital.

Pieds. — Maux perforants. Doigts déformés comme aux mains, avec traces d'anciens panaris.

Corps. — Pas de déformation vertébrale. Atrophie des muscles de presque tout le côté gauche. Il y a un certain retard de la sensibilité : mais elle a eu de l'anesthésie auparavant.

La photographie a été prise. Mais connaissant le mot lèpre, elle a été effrayée par un de nos confrères qui a eu le malheur de prononcer ce mot devant elle, et elle disparut le jour même. L'examen bactériologique du sang a été négatif.

MALTAIS

OBSERVATION XXV

Lèpre tuberculeuse (GEMY)

Carmel B..., âgé de 23 ans, laitier, né à Malte, paraissant bien constitué, d'une taille un peu au-dessous de la moyenne, entre à la clinique le 26 avril 1895.

Il a quitté Malte il y a une dizaine d'années, bien portant, y laissant sa famille, composée du père, de la mère et de plusieurs frères et sœurs, en bonne santé. Aucun des membres de sa famille ni les personnes de leur entourage et de leur fréquentation habituelle, ne présentaient des lésions semblables à celles dont il est atteint.

Il y est retourné deux ans plus tard. et après un séjour de dix-huit mois à deux ans, il est revenu se fixer définitivement ici, il y a six ans.

Depuis son arrivée à Alger, le malade habite le quartier du faubourg Bab-el-Oued connu sous le nom de la *Carrière*. Ce quartier est presque exclusivement habité par des Espagnols dont les hommes sont pour la plupart journaliers et les femmes domestiques, cigarières, etc. C'est là qu'habitaient et qu'habitent encore les lépreux de cette nationalité qui, au nombre d'une quinzaine au moins, sont passés dans mon service.

Le malade, ainsi que nous l'avons dit, exerce la profession de laitier et ses patrons sont Maltais comme lui. Aucun de ces derniers ou des camarades qu'il fréquente habituellement ne présente des lésions semblables aux siennes.

Carmel B..., accuse, dans ses antécédents personnels, des accès de fièvre qu'il traitait par la quinine, sans grand succès, du reste, dit-il.

Il y a deux ans, à la suite d'un de ces accès, il avait remarqué l'apparition de taches colorées qui disparaissaient sans laisser de trace appréciable.

L'année dernière, toujours à la suite d'accès de fièvre, deux tubercules se sont développés au pourtour des narines et ont persisté jusqu'à ce jour, ainsi que nous pouvons le constater. Puis successivement, des taches ont envahi le corps, des tubercules se sont développés surtout aux coudes et aux jambes, tubercules qui n'ont pas tardé à s'ulcérer.

Ces tubercules devenant plus nombreux à la face, le malade se décide à entrer à l'hôpital.

Nous constatons le facies lépreux typique. A leur partie externe, les sourcils sont alopéciques et sur la région dénudée s'étale un large tubercule. La barbe est rare, la chevelure assez abondante. Les ganglions sous-maxillaires cervicaux antérieurs et postérieurs, cubitaux sont volumineux; les nerfs cubitaux sont assez gros et présentent des nodosités surtout à gauche. Toutes les lésions sont anesthésiques et l'examen bactériologique dénonce une grande quantité de *bacilles de Hansen*.

La photographie de ce malade, comme celles du reste de tous les lépreux que nous avons soignés, se trouve dans notre collection.

Depuis son entrée, ce malade a eu plusieurs poussées lépreuses toujours précédées d'un état fébrile qui durait de huit à quinze jours avec des températures oscillant de 39 à 40°, et contre lequel antipyrine et quinine échouaient complètement. Après l'accès, de nouvelles macules, d'autres tubercules s'étaient développés et les anciennes lésions prenaient une teinte plus foncée.

Ces accès constituent donc de véritables accès de *fièvre lépreuse* qui donnent à ce cas la forme d'une *lèpre aiguë*.

Le traitement par l'huile de chaulmoogra n'a pas été supporté, même à dose minime ; l'iodure de potassium, jusqu'à la dose quotidienne de douze grammes pendant deux mois, a été inutile. Enfin l'huile de Curjum a été essayée, sans autre succès, à partir du 17 juillet.

Sorti en octobre de la même année, ce malade n'a pas été revu.

FRANÇAIS

OBSERVATION XXVI

Lèpre mutilante (Raynaud)

Ch... P..., 45 ans, né à Paris. Entré salle Trousseau le 5 décembre 1893. En Algérie depuis 1868, a fait la guerre de Prusse, a souffert du froid pendant l'hiver de 1871. Pas d'antécédents héréditaires ou personnels. Marié, il a eu six enfants, dont deux sont morts, les autres se portent bien. Il y a quatre ans, il a ressenti de vives douleurs continues et lancinantes dans les pieds. Après une légère enflure et teinte bleuâtre du pied gauche, il a constaté la formation d'un durillon à la base du dernier orteil, lequel s'est creusé et a formé un mal perforant ; on dut lui réséquer un fragment du cinquième métatarsien. L'année dernière, une phlyctène se déclare à côté de l'ancien cratère non guéri et se termine par un second mal perforant, au niveau du deuxième orteil.

Peu de temps après, le pied droit s'est enflé subitement à son tour, le dernier orteil est devenu tout noir et le soir même une fente circulaire s'est produite à la base ; on lui amputa cet orteil, en même temps qu'on lui enleva un durillon ulcéré qui s'installait sous le gros orteil du pied droit.

En quelques jours, tous les ongles du pied gauche sont tombés sans ulcération.

A la visite, en plus des lésions précédentes qui suppurent, on constate un autre durillon ulcéré qui se forme au niveau de la première phalange du deuxième orteil gauche.

Tandis que ces ulcérations se creusaient sous le pied, déterminant de la douleur, la jambe s'atrophiait et devenait insensible. La jambe gauche ne conserve que la sensation très retardée du tact ; la face plantaire du pied est hypéresthésiée, bien que le malade le sente totalement engourdi.

Analgésie moindre de la jambe droite. Hypéresthésie plantaire. Sueurs profuses des deux pieds. Réflexes rotuliens exagérés. Crampes et névralgies sciatiques. Mains toujours froides ; doigts un peu déformés, en spatule. Nez et oreilles toujours froids, souvent cyanosés. Polyurie et pollakiurie. Pas de sucre ni d'albumine. Pas de déviation de la colonne vertébrale.

Ce cas doit être considéré comme douteux en présence de l'examen bactériologique négatif.

Le traitement par le chaulmoogra n'a pu être supporté longtemps.

OBSERVATION XXVII

Lèpre maculeuse (Raynaud)

C... L..., boucher, né à Cambrai, 33 ans. Entré pour éthylisme et douleurs vagues, le 15 juillet 1895, n° 22, salle Trousseau. Sorti le 20 juillet.

Je suis frappé, en le découvrant, d'apercevoir des taches achromiques sur le dos, les épaules, le bras gauche et l'abdomen. Les unes ont la dimension d'une pièce de cinq francs, les autres celle de la main. La tache est absolument achromique tandis qu'un anneau légèrement foncé la borde ; cet anneau se continue par une zone hyperchromique de teinte moins prononcée. Le centre est anesthésique. Nodosités du cubital. Le malade raconte qu'il y a quelques mois sa peau est devenue plus noire en différents points du corps, et que peu à peu ces taches pigmentaires sont devenues blanches.

Pas d'antécédents héréditaires ou personnels.

(Ces taches rappellent la figure 4 de la planche II de Leloir.)

OBSERVATION XXVIII

Lèpre tuberculeuse (Raynaud)

J'ai rencontré à Mustapha, près de l'hôpital, une française de quarante-cinq à cinquante ans, atteinte de lèpre tuberculeuse, remarquable par son facies léonin typique. C'est une domestique que j'ai eu l'occasion de faire remarquer à des confrères bien des fois.

OBSERVATION XXIX

Lèpre anesthésique et articulaire (RAYNAUD)

La personne qui fait l'objet de cette observation est depuis peu à Alger (six mois), elle a été traitée à Paris par les Drs Besnier, Hallopeau et Tison. Nous la signalons simplement pour relater les résultats, persistant à l'heure où nous l'avons examinée, du traitement par le *hoang-nan*, et aussi parce qu'elle vient à l'appui de la thèse de la contagiosité.

Cette femme a habité vingt ans à Rio-de-Janeiro (Brésil), où existent de nombreux lépreux. Dans l'établissement où elle était occupée, deux autres personnes ont contracté avant elle la lèpre et en sont mortes ; elle n'a éprouvé les premiers symptômes que seize à dix-sept ans après son arrivée au Brésil, c'est-à-dire il y a cinq ans actuellement.

L'affection a débuté par les jambes, puis par les mains et la face ; elle a eu des macules, des tubercules, a perdu les cils, les sourcils, a eu des ulcérations nasales au point d'avoir de très fréquentes épistaxis ; des lésions laryngées, (elle avait, dit elle, une voix sépulcrale). On constatait des arthrites surtout des doigts, de l'anesthésie au dos, aux bras, jambes, chevilles : un cubital noueux.

Envoyée à Paris, elle y fut traitée par les Drs Besnier et Hallopeau, sans grande amélioration.

Le Père Lesserteur (1) l'engagea à essayer du hoang-nan, et le Dr Tison put la suivre pendant ce traitement. Elle prit 129 cachets de 10 centigr. du 2 au 23 octobre 1896. A cette époque une amélioration manifeste s'est montrée. Cette amélioration persiste à l'heure actuelle

(1) Le hoang-nan, remède tonkinois, contre la rage, la lèpre et autres maladies. *Lesserteur* (J.-B. Baillières).

(30 octobre 97). Elle a pris jusqu'à ce jour, en plusieurs séries, 400 cachets de hoang-nan, et nous avons pu constater que l'état général de cette femme était parfait ; ses sourcils ont repoussé complètement ainsi que les cils ; le facies est tellement transformé qu'il est impossible, sans un examen très approfondi, et sans relation des accidents antérieurs de porter le diagnostic de lèpre. Les arthrites ont disparu, et les articulations ont repris leurs fonctions ; la main reste un peu déformée, un peu en griffe ; l'atrophie des éminences persiste, mais à peine marquée. L'anesthésie n'existe plus ; les ulcérations nasales et pharyngées n'inquiètent plus la malade ; et, à part deux ou trois macules de teinte fauve sur les jambes, on ne retrouve plus trace des lésions antérieures.

M. le Dr Tison qui a perdu sa malade de vue depuis longtemps ne sera pas fâché de connaître les résultats éloignés qui ont persisté chez elle.

A cette amélioration ainsi obtenue on peut opposer celle que le chaulmoogra et d'autres méthodes permettent d'avoir aussi, quand on les associe à l'hygiène, et qu'on retire les malades du foyer où ils ont été contaminés. Cette amélioration sera-t-elle durable ? Il était toujours bon de noter cette observation.

ITALIENS

OBSERVATION XXX

Lèpre tuberculeuse (HAFFNER)

Le Dr Haffner, d'Oran, un ancien élève de l'Ecole d'Alger, nous écrit ceci :

J'ai fini par découvrir un cas de lèpre, le seul qui soit d'ailleurs en traitement à l'hôpital d'Oran. Ce lépreux a été vu par LELOIR (de Lille) qui l'a photographié.

Le patient est d'origine *italienne* mais il est né à Oran ; il n'est allé qu'à Alger et a passé un mois en Espagne ; pas de lèpre chez ses ascendants ou collatéraux. Il attribue son affection à ce qu'étant pauvre diable *il était obligé d'acheter ses souliers au bric à brac*, l'affection ayant débuté par les pieds.

C'est un cas de lèpre tuberculeuse généralisée avec anesthésie des tubercules et des zones environnantes (pas de gangrène) ; face léonine.

Il paraît qu'au village nègre il existe également *quelques cas de lèpre* chez les indigènes, au dire des internes.

Voici cette observation résumée :

Italien, né à Oran en 1837, a fait un séjour de quatorze ans à Alger, de deux mois en France et de un mois en Espagne pour prendre les bains pour les *douleurs*. Pas d'antécédents héréditaires ou personnels. Facies léonin typique, alopécie sourcilière et cilière, macules et tubercules volumineux, violacés, sur la face et le corps. Taches achromiques et hyperchromiques insensibles au contact et à la piqûre, sensibles à la chaleur ; pas de bulles, d'altérations des ongles, de chutes des phalanges, d'atrophie des éminences thénar et hypothénar.

La perception du goût et de l'odorat est amoindrie ; il existe un abcès de la cornée. Il prétend n'avoir fréquenté aucun lépreux.

OBSERVATION XXXI

Lèpre tuberculeuse et mutilante, rappelant la maladie de M. Raynaud (Leroy, de Constantine)

C... J..., 59 ans, italien, employé à l'E.-A., vient à l'hôpital de Constantine, le 13 novembre 1894, dans le service du Dr Casanova. Pas d'antécédents personnels ou héréditaires morbides.

Le 20 octobre précédent, les troisième et quatrième orteils droits s'étaient enflés, étaient devenus rouges et très douloureux. L'inflammation gagne le dos du pied ; le 10 novembre, les doigts, qui sont devenus noirs, se crevassent à la face plantaire. Etat général très bon, apyrexie absolue. Des macules rouge violacé, d'un contour irrégulier se déclarent sur la jambe droite, puis sur la gauche, puis sur les deux mains. Au bout de quelques jours elles se soulèvent, s'épaississent et prennent l'aspect de tubercules agglomérés qui, vers les extrémités, s'ulcèrent, déterminant une hémorrhagie peu abondante et, en dernier lieu, la gangrène.

Sorti sur sa demande, malgré l'envahissement du mal, il rentre en avril 1895 au service du Dr Leroy. On constate alors que les deux pieds forment une masse gangrenée dans laquelle on distingue à peine les orteils, dont quelques phalanges sont tombées. Une odeur épouvantable se répand de cette plaie. Le malade n'en est pas incommodé (anosmie). A mesure qu'on s'éloigne de la région sphacélée, on distingue des tubercules, les uns ulcérés, les autres saillants ou plats en formation : plus haut des macules larges, violacées.

Ces mêmes macules et tubercules siègent sur les deux mains, à la face palmaire et autour du poignet droit. Rien sur le reste du corps. Pas d'anesthésie. Légère hypéresthésie générale.

M. Leroy ajoute à cette observation que la maladie de Raynaud se rapproche le plus des symptômes observés. Les tubercules qui ont été notés sur la jambe ont été diagnostiqués lépreux par le Dr Leroy qui avait vu la lèpre aux Colonies, et par plusieurs médecins de Constantine appelés à examiner le malade.

Pas d'examen bactériologique.

Le traitement antisyphilitique énergiquement administré est demeuré sans résultat.

Les jambes et les mains ont été photographiées.

IV

CHAPITRE II

OBSERVATIONS DE LÈPRE D'ORIGINE INDIGÈNE

JUIFS

OBSERVATION XXXII

Lèpre tuberculeuse (Barrillon)

Oualid G..., 60 ans, juive, à Alger depuis sa naissance, sans antécédents héréditaires. Atteinte de lèpre tuberculeuse vient mourir à l'hôpital, salle Bouillaud, dans le service du Dr Caussidou.

Diagnostic clinique confirmé par plusieurs médecins de l'hôpital, et établi *bactériologiquement*. L'autopsie en a été faite.

Cette observation sera publiée *in-extenso*, dans la thèse de M. Barrillon.

OBSERVATION XXXIII

Lèpre mutilante à forme de maladie de M. Raynaud (Barrillon)

X..., 65 ans, israélite a toujours vécu à Alger, où il est né ; sans antécédents héréditaires. Entre dans le service du Dr Sézary avec les symptômes de maladie de

Raynaud, (gangrène symétrique des extrémités). L'examen bactériologique a donné le *bacille de Hansen.*

Le malade est mort.

OBSERVATIONS XXXIV, XXXV, XXXVI

Trois Juives (Gemy)

M. Gemy a rencontré dans les rues d'Alger, trois juives de 12, 20 et 25 ans, atteintes de lèpre tuberculeuse.

Ces israélites, sur lesquelles il a été impossible d'avoir des détails circonstanciés, étaient incontestablement nées à Alger, ainsi que le démontraient et leur costume européen que toutes les juives indigènes ont adopté depuis 1870 et leur langage qui était le français.

OBSERVATION XXXVII (Raynaud)

Juive, jeune fille de 16 ans, vue dans la rue, près de la cathédrale, face léonine avec tubercules sur le visage (front, nez, lèvres, joues pendantes) chute des sourcils.

OBSERVATION XXXVIII (Raynaud)

Juive mariée, habitant St-Eugène, de bonne famille, vue en tramway. Tubercules *saillants sur la face et les mains*, ainsi que les avant-bras ; œil brillant, sourcils dégarnis.

OBSERVATION XXXIX (Raynaud)

Juif de 25 à 30 ans, blond, presque albinos, rencontré le 20 février 1896, place du Gouvernement. Facies typique, avec tubercules légèrement saillants sur la face, alopécie sourcilière.

MUSULMANS

OBSERVATION XL

Lèpre mutilante (Gemy)

Mezian ben Ahmed, âgé de 35 ans, journalier, d'un tempérament débilité par les fatigues et la misère, est né à Palestro (Kabylie).

Il entre pour la première fois à la clinique dermatologique, le 1er janvier 1890.

Comme antécédents héréditaires : son père a 60 ans environ et se porte bien ; sa mère morte, il y a trois ans à l'âge de 58 ans après un mois de maladie, avait le nez et le voile du palais rongés par un ulcère (lupus) ?

Il est fils unique du second mari qu'a eu sa mère ; il est lui-même marié et a deux enfants.

Personnellement, il a eu de fréquents accès de fièvre intermittente. Il n'est cependant pas cachectique malarien, car les organes abdominaux sont sains.

Il raconte qu'en octobre 1888, au moment des labours et après une chute de neige qui dura quatre jours.

il a eu les trois doigts de la main droite : auriculaire, annulaire et médius, et les doigts de la main gauche moins le pouce, atteints de la façon suivante : la phalangette devient douloureuse ; il se forme un panaris périostique qui dure une quinzaine de jours, du pus en petite quantité s'écoule par l'extrémité sous-unguéale ; la phalangette dénudée et plus ou moins nécrosée s'élimine, et le doigt ainsi mutilé se cicatrise, ayant son extrémité coiffée d'un moignon unguéal.

A son entrée tous les doigts des deux mains ont subi la même mutilation, moins les deux pouces et l'index droit. Mais celui-ci est actuellement le siège d'une périostite de la phalangette, semblable aux autres, ce qui nous permet d'assister au processus qui a présidé à l'évolution des autres panaris. La phalange paraît être également intéressée, et du pus séreux s'écoule par une ouverture qui s'est produite spontanément à la face palmaire de la phalange.

Le 26 janvier, c'est-à-dire quelques jours après l'entrée du malade, cette phalangette se détache, et, le 2 février, l'extrémité du doigt est cicatrisée, présentant, comme les autres doigts, un moignon unguéal.

Pas de cicatrice sur le corps, aucun stigmate, soit de syphilis héréditaire ou acquise, soit de scrofule. Pas de plaque de sclérodermie, pas d'anesthésie ; les réflexes sont conservés. Les pieds ne présentent pas de lésions ; seules quelques fissures produites par la marche sans chaussures.

Toutes les fonctions sont en bon état.

Le malade attribue le développement de cette affection à l'habitude qu'il avait contractée pendant les moissons qui avaient précédé les labours, dont j'ai parlé tout à l'heure, d'aller se laver les mains plusieurs fois par jour, dans une mare d'eau croupie.

Confondant les deux étiologies qu'il accuse, il fait remonter le début de ses panaris à une quinzaine de jours après ses lavages.

Au repos, la phalangine est infléchie sur la phalange ;

mais le malade peut allonger ce qui lui reste de ses doigts ; la peau et les tissus sous-jacents ne paraissent avoir subi ni atrophie, ni rétraction.

Traitement au phosphure de zinc et riche alimentation.

J'avoue qu'à ce moment, discutant les phénomènes morbides qu'offrait ce malade, j'éliminai la sclérodactylie, la maladie de Morvan à cause des douleurs, et la lèpre à cause de la conservation de la sensibilité, et j'intitulai cette observation : *Panaris symétriques douloureux des phalangettes.*

Dans les premiers jours de février, alors que les lésions de l'index droit sont à peu près guéries, on voit apparaître sur les phalanges des trois autres doigts, des bulles qui, au dire du malade, constituent des lésions semblables à celles qui ont précédé la chute des phalangettes. Elles disparaissent après avoir été ouvertes et badigeonnées à la teinture d'iode.

Le malade sort le 7 mars avec toutes ses lésions cicatrisées, les doigts pouvant être portés dans l'extension complète.

Deuxième entrée, le 5 juin 1890. — A sa deuxième entrée, le moignon de l'annulaire gauche et celui du médius droit sont ulcérés. Mais cette fois les pieds sont intéressés : l'orteil droit présente à son extrémité une phlyctène pleine de pus ; un mal perforant siège au niveau de l'articulation métatarso-phalangienne ; enfin une vaste ulcération de cinq centimètres de diamètre produite par la fusion de plusieurs bulles, s'est développée au niveau de la malléole interne.

Le malade accuse des douleurs articulaires dans les membres supérieurs et inférieurs.

Quelques jours plus tard, accès franc de fièvre intermittente. Quinze jours après sa sortie de l'hôpital, il a eu des accès semblables qui se sont fréquemment renouvelés.

Un examen attentif permet de reconnaître un commencement d'atrophie des éminences thénar et hypothénar.

La fièvre a facilement cédé au sulfate de quinine.

Pendant la durée de ce second séjour, le malade a souvent présenté le développement de bulles siégeant à la racine dorsale ou palmaire des doigts, développement toujours précédé de douleurs dans les doigts où ces bulles doivent apparaître. Elles s'ouvrent spontanément, laissant écouler un peu de sérosité purulente, s'exfolient et ne laissent pas de cicatrices.

Vers la fin de juillet, les phalangines sont fortement fléchies sur les phalanges, cette rétraction est surtout très accentuée pour le tendon du médius gauche, qui forme comme une corde fortement tendue.

L'atrophie des éminences thénar et hypothénar s'accentue davantage, en même temps que commence celle des interosseux.

Le malade sort le 20 septembre, toutes ses ulcérations étant complètement cicatrisées, mais cette fois avec les trois doigts de la main droite ne pouvant plus être portés dans l'extension complète.

Troisième entrée, le 30 janvier 1891. — A ce moment le malade présente les mêmes lésions dont il était atteint lors de ses séjours précédents : bulles cicatrisées, bulles en formation, aussi bien aux pieds qu'aux mains.

Mais il présente en plus quelques symptômes significatifs.

La sensibilité interrogée donne les résultats suivants :

La sensibilité à la piqûre et à la chaleur est abolie dans les deux mains jusqu'au poignet ; de même aux deux pieds jusqu'à l'articulation tibio-tarsienne.

Pas de réflexes plantaires ; réflexes du genou normaux ; réflexes crémastériens diminués.

Le malade, bien nourri, voit ses bulles rapidement disparaître et sort le 21 mai 1891.

Quatrième entrée, le 4 mars 1892. — Ce quatrième

séjour n'offre rien de particulier. Les mêmes lésions bulleuses se produisent ainsi que quelques ulcérations, l'anesthésie constatée précédemment persiste. Je n'insiste pas.

Cinquième entrée, le 8 décembre 1893. — Déjà le diagnostic de *lèpre systématisée* ne pouvait plus être douteux. Après les panaris douloureux mutilants, l'atrophie des éminences thénar et hypothénar, des muscles interosseux, l'anesthésie des pieds et des mains, la rétraction des fléchisseurs l'imposaient impérieusement.

Je vais donc maintenant décrire les lésions telles qu'elles se présentent à ce cinquième examen, pour compléter ma démonstration.

Main gauche : 1° pouce intact ;

2° Index : il ne reste que la phalange qui porte à sa face palmaire une cicatrice de bulle ulcérée, et la phalangine sur l'extrémité de laquelle persiste un moignon d'ongle. Il est légèrement déformé, un peu aminci à son extrémité ;

3° Médius : en battant de cloche. La phalangette n'existe plus, il n'y a pas de trace d'ongle ; à la place, une ulcération en activité. La teinte de la peau n'est pas modifiée ; il y a de la douleur à la pression et à la piqûre ;

4° Annulaire : chute de la phalangette ; la phalangine, fléchie à angle droit sur la phalange, ne présente pas d'ongle mais une cicatrice d'ulcération ;

5° Auriculaire : plus de phalangette ; la phalangine est coiffée d'un morceau d'ongle. Rien à noter sur la face dorsale de la main. Sur la face palmaire : atrophie des éminences et des interosseux. Les doigts sont légèrement en griffe, ce qui donne à la main l'aspect d'une main de singe.

Les muscles de l'avant-bras présentent également une légère atrophie.

Main droite : 1° pouce intact ;

2° Index sans phalangette ni ongle, bulle ulcérée à cheval sur l'articulation phalango-phalanginienne, à fond rouge, sans sécrétion ;

3° Médius : en battant de cloche sans phalangette, la phalangine fléchie sur la phalange.

4° Annulaire : mêmes lésions, mais plus accentuées.

Enfin, 5° l'auriculaire est plus rétracté encore, aussi la main en griffe est elle plus prononcée qu'à gauche. Atrophie prononcée des éminences et des interosseux.

Muscles de l'avant-bras plutôt amaigris qu'atrophiés.

La sensibilité tactile est revenue, ainsi que la sensibilité à la chaleur et à la piqûre. Ces diverses sensibilités sont encore cependant très émoussées sur les ulcérations en activité et les doigts qui les portent.

C'est depuis un ou deux mois que la sensibilité est revenue peu à peu.

Enfin les deux nerfs cubitaux sont volumineux, roulent sous les doigts et présentent des nodosités moniliformes au-dessus du coude.

Aux membres inférieurs :

Pied droit : 1° gros orteil : phalangette tombée et phalangine coiffée par une ulcération douloureuse ;

2° Les deux orteils suivants ont également perdu leur phalangette, la phalangine demeurant coiffée d'un ongle déformé. Ulcération à la racine du troisième orteil ;

3° Le quatrième orteil est à peu près normal ;

4° Le cinquième est ulcéré à sa partie dorsale.

A la partie interne du pied, au-dessus de la malléole, cicatrices d'anciennes bulles ulcérées.

A la face plantaire, cicatrice d'une ancienne ulcération située sous le gros orteil. Pas d'atrophie des muscles ; sensibilité conservée partout.

Pied gauche : Le petit orteil seul est atteint ; il ne lui reste que la phalange, entourée à sa racine par une assez large ulcération. La sensibilité à la chaleur et à la piqûre, est abolie dans ce tronçon de doigt. Pas d'atrophie des muscles.

Peu de poils sur le corps ; sourcils dégarnis à leur partie externe. Transpiration facile et abondante, surtout en été ; le malade est très sensible au froid en hiver. Il a souvent des fourmillements dans ce qui lui reste de ses doigts.

Son regard est brillant et d'un éclat qui frappe toutes les personnes qui ont pu le comparer à celui des lépreux espagnols que j'ai dans mon service et dont j'ai parlé au commencement de cette communication. D'ailleurs pas de tubercules sur le corps ; tous les sens sont intacts.

Jusqu'en mai 1893, le malade continue à engraisser et son état général est devenu excellent.

Le malade se refusant à une biopsie que je lui demande pour la recherche du *bacille*, je fais appliquer une série de petits vésicatoires sur diverses régions, surtout au-dessus des cicatrices et sur le trajet des nerfs. Me conformant aux indications du Dr Kalindero, de Bucarest, je fais appliquer successivement quatre et cinq vésicatoires sur le même point. Les recherches bactériologiques ont toujours été négatives.

Le 10 juillet 1893, après un séjour de sept mois, le malade sort, comme les autres fois, en excellent état.

Sixième entrée, en août 1893. — Ce sixième séjour est provoqué par la misère profonde dans laquelle le malade est plongé dès qu'il quitte l'hôpital, puisqu'il lui est impossible, mutilé comme il l'est, de gagner sa vie. Ses lésions ne présentent rien d'intéressant à noter et il sort, une fois encore complètement guéri.

Septième entrée. — Enfin, le 4 janvier 1894, il nous revient pour la septième fois, débilité, amaigri, avec les lésions suivantes :

Les moignons des doigts des deux mains sont ulcérés. Au pied droit, une ulcération plantaire qui rappelle le mal perforant, mais qui ne va pas jusqu'à l'os ; enfin quelques bulles éparses sur les orteils.

Dans les premiers jours de février, la phalangette de l'auriculaire gauche paraît vouloir se détacher et elle tombe, en effet, spontanément, le 11 février, sans douleur.

En mars, de nouveaux vésicatoires explorateurs sont appliqués et ne donnent aucun résultat bactériologique.

En avril, le professeur Leloir à qui je montre ce malade, porte le diagnostic ferme de *lèpre systématisée nerveuse.*

OBSERVATION XLI

Lèpre tuberculeuse (Raynaud)

Mohamed ben Amar, 54 ans, arabe, né à Tlemcen. y est resté vingt ans. A fait, comme tirailleur, les garnisons du Sud oranais (Sidi-bel-Abbès, Saïda, Kreider, Mecheria, Aïn-Sefra) et les campagnes de 1870 et de Tunisie.

Entre à la salle Trousseau pour douleurs des jambes, le 16 janvier 1896. Facies léonin ; macules et tubercules sur la face ; alopécie de la queue des sourcils, perte des poils au menton.

Taches sur le corps et sur les jambes, achromiques au centre et hyperchromiques à la périphérie ; les taches et les tubercules de la face sont anesthésiques. Zones d'anesthésie à l'épaule et au coude, à droite et à gauche.

Anesthésie à la chaleur en certains points. Cicatrices de bulles sur les mains. Nodosités du cubital. Pas de déformation des mains ou des pieds. Taie de la cornée à gauche. Ces taches ont commencé à se mon-il y a vingt ans. Il n'a eu que la malaria. Antécédents héréditaires nuls.

Il connaît la lèpre ; il a vu à Tlemcen des Juifs et des Arabes lépreux, avec lesquels il a été quelquefois en contact.

Le Dr Vérité a trouvé le *bacille* dans un tubercule de la face, excisé.

OBSERVATION XLII

Lèpre mutilante ; déformation des doigts comme dans l'*aïnhum* (Raynaud)

Moh. ou Ch., 50 ans, kabyle, a toujours habité Azazga. Est atteint depuis quatre ans de lèpre mutilante. Père et mère bien portants, un fils également bien portant ; *a perdu deux frères de lèpre anesthésique*. Ne connaît pas d'autre cas dans la région.

Aux deux mains, les phalangettes des trois derniers doigts sont tombées ; à la main droite, les autres doigts présentent des nœuds séparant l'extrémité des phalanges comme dans l'*aïnhum.*

Pied gauche : Mal perforant sous le premier métatarsien.

Pied droit : Mal perforant sous le premier métatarsien ; chute du premier orteil ; le troisième orteil présente les difformités de l'*aïnhum*. Ces lésions sont semblables à celles qui ont été décrites chez deux lépreux d'Islande par le Dr Ehlers en 1894 (lèpre aïnhumoïde).

Atrophie des muscles de l'avant-bras et des mains ainsi que de la jambe. Nodosités du cubital, légère alopécie palpébrale. Taches achromiques cicatricielles et macules violacées sur la face et les membres. Traces de bulles pemphigoïdes sur les mains ; altération des ongles ; anesthésie complète au chaud, au tact et à la piqûre sur les taches. Sens non altérés.

La recherche du *bacille* n'a pas été faite, le diagnostic clinique paraissant suffisant.

Cet individu connaissait fort bien la lèpre, ainsi que les gens de sa tribu ; ils prétendaient qu'elle était très rare chez eux.

OBSERVATION XLIII

Lèpre anesthésique (Gemy)

Tahar ben Youssef, 33 ans, kabyle de Bordj-bou-Arréridj. Aucun antécédent héréditaire ou personnel.

Le regard brillant, les orbites saillants, les sourcils alopéciques, les pommettes saillantes, le front légèrement surélevé par les tubercules, lui donnent l'aspect léonin.

Sur les genoux, cicatrices souples peu adhérentes, couleur lie de vin, de la dimension d'une pièce de deux francs. Anesthésie complète sur tout le corps, à la chaleur et à la piqûre. Réflexe rotulien exagéré. Pas de réflexe pharyngien ni de zone hystérogène. Nerf cubital nodulé.

Un tubercule lie de vin excisé au genou ne donne aucun résultat bactériologique

Dans son Traité sur la Lèpre (p. 156), le professeur Leloir décrit, à la période anesthésique de la lèpre systématisée nerveuse, des phénomènes semblables à ceux qui viennent d'être exposés.

OBSERVATION XLIV

Lèpre tuberculeuse (Gemy)

Ahmed ben Mohamed, 45 ans, journalier, né aux Ouled-Djellel (Biskra), entre le 17 octobre 1890 à la clinique dermatologique, atteint des lésions suivantes :

Alopécie presque complète des sourcils et de la barbe, tubercules d'un rouge vineux du volume d'un pois à celui d'une petite noisette, disséminés sur le pavillon des oreilles, les joues, les ailes du nez, le front ; macules variant de la dimension d'une pièce de cinquante centimes à celle d'une pièce de cinq francs en argent occupant le tronc, le dos, les membres. En certains points, ces macules sont confluentes et forment des placards irréguliers ; sur d'autres, elles présentent une forme annulaire par résolution de leur partie centrale. Sur les bras et les jambes, tubercules semblables à ceux du visage. Pas d'examen bactériologique.

Ce malade meurt de pneumonie le 11 avril 1891.

OBSERVATION XLV

Lèpre tuberculeuse (Gemy)

Kadoudja bent F..., agée de 15 ans, est depuis quelques temps à l'orphelinat de Mustapha. Elle est dirigée sur l'hôpital civil pour y être traitée de la maladie dont elle est atteinte.

Il est impossible de préciser l'époque à laquelle les lésions, que nous allons décrire, ont apparu.

L'état général est médiocre, la taille petite, les membres grèles et mal conformés; le nez est camard sans effondrement des os du nez.

La denture est mauvaise sans présenter la malformation hutchinsonienne. Les yeux sont atteints d'une kératite chronique qui n'atténue pas leur éclat brillant.

Les cheveux sont abondants, les sourcils clairsemés.

Elle a été réglée à 13 ans, et, depuis, la menstruation a continué d'une manière irrégulière.

Sur la face, le cou, le tronc, les membres supérieurs et inférieurs, nous relevons des éléments auxquels nous pouvons reconnaître trois formes distinctes :

1° Des taches d'un rouge vineux de différentes dimensions, depuis celle d'une tête d'épingle à celle d'une pièce de cinquante centimes ; leur contour est irrégulier sans bords nettement arrêtés.

Au visage, les macules sont absolument plates et lisses. Au bras elles sont recouvertes de légères squamules, et leur confluence est assez prononcée pour constituer de véritables placards surtout dans l'extension. Sur la partie antérieure, au contraire, elles sont très discrètes.

2° Des tubercules de petite dimension, légèrement accuminés, assez confluents, d'un rouge plus clair et siégeant surtout sur les régions parotidiennes et frontales.

Sur la face postérieure des avant-bras, ils sont plus nombreux, d'une coloration rouge et indistinctement répandus sur la peau saine ou sur les macules précédemment décrites. Ils sont assez consistants et proéminent de deux à trois millimètres. Quelques-uns de ces éléments sont comme ombiliqués et la piqûre à leur niveau donne une goutte de sang qui ne révèle pas le *bacille de Hansen*. Ils ne sont ni ulcérés ni érodés.

3° Des cicatrices blanchâtres, souples, non déprimées de forme assez régulière. Sur les cuisses, les jambes, les lombes, quelques-unes de ces cicatrices sont déprimées et centrées d'une pigmentation brune.

La sensibilité à la piqûre et à la chaleur est normale sur toute la surface du corps, aussi bien sur la peau saine que sur les cicatrices. Il y aurait plutôt un peu d'hypéresthésie.

La malade fait remonter à deux mois seulement l'apparition de ces diverses lésions, les tubercules s'étant montrés après les taches ; leur développement a été précédé de céphalée et de fièvre.

Pas de nodosités du cubital ; réflexes rotuliens et pharyngiens normaux.

L'huile de chaulmoogra donnée à la dose de deux à quatre grammes par jour pendant trois semaines, fait disparaître presque complètement ces diverses lésions.

Le traitement est suspendu à partir du 10 avril (la malade était entrée le 20 mars 1895).

Dans les premiers jours de mai, nouvel accès de fièvre accompagné de maux de tête avec poussée maculeuse et tuberculeuse en tout semblable à la première.

Le sang examiné de nouveau donne un résultat négatif pour le *bacille de Hansen.*

Le 20 mai, la malade refusant de prendre de nouveau l'huile de chaulmoogra demande sa réintégration à l'orphelinat.

Elle revient en juin beaucoup plus malade, toutes les lésions précédemment décrites ayant atteint un développement plus considérable.

L'iodure de potassium à la dose de deux grammes par jour est substitué à l'huile de chaulmoogra et le 20 juillet, la situation s'étant un peu améliorée, la malade quitte définitivement l'hôpital. Elle n'a plus été revue.

OBSERVATION XLVI

Lèpre tuberculeuse et maculeuse (Legrain)

En 1893, Legrain a rencontré et suivi à El-Oued (Sahara) un indigène du Souf, qui n'avait jamais quitté le pays : il présentait des macules noirâtres et trois mois après, fit une poussée de tubercules au niveau des macules. Nodules sur les nerfs cubitaux.

Le *bacille de Hansen* a été trouvé dans les tubercules qui s'affaissèrent vers la fin de 1893.

OBSERVATION XLVII

Lèpre maculeuse et tuberculeuse (Legrain)

En novembre 1894, j'ai vu chez un Kabyle de Guergour un cas bizarre :

Homme 40 ans, atteint depuis plusieurs années de macules blanches symétriques de la face. Je portai alors le diagnostic de lèpre, me basant sur une bordure rouge linéaire à laquelle Brocq attache de l'importance et qui est assez analogue à celle de la morphée. En juillet dernier (1895), le malade s'est représenté à moi avec une poussée de tubercules lépreux sur le dos des deux mains.

OBSERVATION XLVIII

Lèpre mutilante et nerveuse (Legrain)

C'est un Kabyle des environs de Bougie (douar de Sidi-Aïch). La photographie en a été prise et adressée au Dr Gemy : elle représente une lèpre mutilante du pied, qui est identique à celle de la figure 2 de la planche IV du Traité de Leloir.

Ce cas, observé en 1892, a paru si classique à Legrain qu'il n'a pas recherché le *bacille*.

OBSERVATION XLIX

Lèpre déformante. Léprome de la langue (Raynaud).

En 1892, dans l'Aurès, je vis une femme de 60 ans se plaignant *d'avoir la langue et la bouche sèches depuis quatorze ans*. Je constatai une langue très rouge, sèche, rugueuse, mamelonnée, formée d'une infinité de petites papilles faisant saillie, le tout simulant, à s'y méprendre, l'aspect d'une *framboise*. Des sillons séparent chacune de ces papilles. La main, passée sur cette langue, éprouve une sensation de rudesse, de sécheresse; on dirait d'une rape. Il n'existe plus de dents : le fond de la gorge est rouge, sec, mais non tuméfié.

Il n'existe pas, à vrai dire, de tumeur de la langue, celle-ci est un peu hypertrophiée, et toute sa surface dorsale est atteinte par l'affection. Rien dans les fosses nasales ni sur les lèvres. Les mains et les pieds sont le siège de *déformations*. Atrophie des muscles de l'avant-bras et de la main qui est en griffe ; les doigts fléchis à divers degrés. Les muscles de la jambe sont aussi atrophiés, les orteils en griffe et le pied déformé.

J'avais songé à de la lèpre (1), sans affirmer cette affection, lorsque j'ai retrouvé à la planche I du Traité de Leloir la figure 5 qui représente une langue lépreuse absolument identique à celle que j'avais observée. Voici la description qu'en donne Leloir :

« La langue, à sa surface dorsale, est couverte de tubercules lépreux et présente un aspect lobulé des plus singuliers dû à des fissures longitudinales et transversales. Ces lobules sont d'un rouge pâle, leur surface n'est pas lisse, mais présente un aspect légèrement grenu. Ces petits grains, gros comme des grains de semoule, sont un peu blafards et parsemés sur le fond rouge pâle des lobules de cette langue ulcérée. Ils donnent à chaque lobule d'infiltrat lépreux de la langue un aspect spécial rappelant assez bien une coupe de figue fraîche. »

La présence des déformations des extrémités accompagnant cette infiltration de la langue dans l'observation que je viens de citer me permet d'être plus affirmatif sur la nature lépreuse de ces lésions, après la lecture du travail de Leloir.

OBSERVATIONS L et LI

Lèpre tuberculeuse (Leroy)

M. Leroy, médecin de l'hôpital de Constantine, ancien médecin de la marine, qui avait vu de nombreux lépreux aux Indes et à Madagascar, nous dit avoir eu dans

(1) Cette observation a été publiée dans le *Journal des Maladies Cutanées et Vénériennes*, 1893.

son service à Constantine *deux lépreux tuberculeux*, diagnostiqués tels par lui dès l'abord, et par Onimus de Paris.

Le traitement *ioduré et hydrargyrique* n'a rien produit. Ces lépreux étaient des Kabyles. L'observation n'a pas été prise.

M. Leroy a vu aussi des Européens (Espagnols de Bougie) atteints de lèpre.

OBSERVATION LII

Lèpre nerveuse et syphilis (RAYNAUD)

Razid ben A..., 50 ans (arabe), né à Biskra où il a habité longtemps. Depuis trente-huit ans à Alger. C'est un alcoolique. Il prétend avoir été traité pour syphilis il y a vingt ans.

Légère alopécie palpébrale, taches pigmentées anesthésiques au niveau du bas-ventre, cicatrices blanchâtres sur les jambes et dans le dos, anesthésiques. Pas de trouble de sensibilité à la chaleur.

Mal perforant plantaire et panaris analgésique du premier orteil gauche, datant de deux mois environ. Atrophie et parésie de l'avant-bras droit, atrophie de la main droite. Nodosités du cubital.

Troubles de l'odorat. Cataracte au début.

Ce malade présente une légère hémiplégie du côté droit et des troubles de la parole. Le traitement mixte n'a donné aucun résultat.

Il y a évidemment dans ce cas à considérer deux sortes de lésions : les unes dues à la lèpre : ce sont les troubles trophiques (mal perforant et panaris analgésique), l'anesthésie des cicatrices apigmentées et des taches hyperchromiques, l'alopécie sourcilière, l'anosmie, l'augmentation de volume du nerf cubital, etc., et les autres dues sans doute à l'influence de l'alcool et de la syphilis et peut-être aussi de la lèpre associés : ce sont l'hémiplégie droite et ces troubles de la parole d'origine cérébrale.

Cette association de la lèpre et de la syphilis ne doit pas être rare chez les indigènes, la syphilis étant très répandue dans la race arabe.

Un doute pourtant doit rester dans l'esprit sur ce cas. Le Dr Taylor, de New-York, a publié, en 1892, un travail sur la névrite multiple d'origine syphilitique, et, dans ce travail, il donne des photographies de mains et de pieds qui ressemblent à s'y méprendre à des lésions lépreuses.

Nous observons en ce moment, dans le service du Dr Gemy, un indigène qui offre des troubles trophiques des extrémités inférieures (chutes des phalanges, maux perforants, ulcérations, etc.) et le traitement mercuriel et iodurée a produit des résultats surprenants. Le cas que nous publions ici pourrait bien être aussi de la syphilis sans association avec la lèpre.

OBSERVATION LIII

Lèpre maculeuse et tuberculeuse (Raynaud)

Septembre 1893, au Lazaret du Cap Matifou. Marocaine revenant de la Mecque ; femme de 25 à 30 ans, habite près de Mogador, à six jours de Tanger. Mariée depuis peu, elle est enceinte de cinq mois : elle déclare que son affection aurait débuté, il y a huit ou neuf mois.

Facies spécial qui me frappe à sa descente du bateau ; tubercules avec macules violacées au front, au nez, au sourcil gauche, aux joues et à la lèvre supérieure. Alopécie des sourcils surtout à gauche.

Bras gauche. — A l'articulation, large cicatrice violacée à liseré induré.

Avant-bras droit. Gros tubercules avec taches circinées et petits nodules tuberculeux. *Anesthésie sur ces parties malades.*

Petite nodosité du nerf cubital.

Légère atrophie des muscles de la paume des mains (main de singe).

Main gauche. — Le dernier doigt est légèrement déformé. Nodosités des articulations.

Légère anesthésie des mains.

Rien aux jambes et sur le reste du corps. Yeux larmoyants, légère kératite ayant déterminé un petit nuage opaque.

Pas de glanglions. Douleurs un peu partout, cheveux conservés. Légère anesthésie sur le corps, à la piqûre ; plus prononcée sur les macules et tubercules. Sensibilité à la chaleur conservée.

Ne connaît pas d'affection semblable chez ses parents.

OBSERVATION LIV

Lèpre tuberculeuse

MM. Gauthier, interne à Constantine, et Can, interne d'Alger, qui avaient vu des lépreux à Alger se trouvant détachés, pendant le choléra de 1893, à El-Milia (Kabylie, entre Collo et Djidjelli), ont vu plusieurs lépreux dans cette région. Un d'eux, un Kabyle, était en traitement à l'hôpital militaire d'El-Milia. Le diagnostic avait été porté par le médecin militaire (major de 2e classe) un élève de Paris, très distingué. M. le Dr Jaubert. Ce même Dr Jaubert a déclaré à Gauthier qu'il avait rencontré d'autres cas de lèpre déformante des extrémités chez des indigènes de la vallée de l'Oued-el-Kebir.

OBSERVATION LV

Lèpre tuberculeuse (GEMY)

En 1892, à l'Ecole indigène du boulevard Valée, j'ai vu dans ma tournée d'inspection médicale, un indigène de 16 ans, atteint de lèpre tuberculeuse typique caractérisée par des tubercules de la face, des membres supérieurs et inférieurs, de différents volumes, alopécie sourcilière, et facies caractéristique.

Sa mère qui l'accompagne dans mon cabinet, où je l'avais mandé pour en faire un examen approfondi, ne m'autorisa pas à prendre du sang ni la photographie du jeune homme. Je ne l'ai pas revu ; il n'a plus reparu dans les écoles d'Alger.

OBSERVATION LVI

Lèpre tuberculeuse et mutilante

Le docteur Rouget, médecin-major, actuellement chef du laboratoire de bactériologie à l'hôpital du Dey, a vu à Constantine, en 1895, dans le service du Dr Leroy un Kabyle employé au chemin de fer, qui avait des tubercules lépreux sur la face et sur le corps.

Il présentait en outre une lèpre mutilante des pieds avec atrophie des muscles de la jambe ; plusieurs phalanges étaient tombées, et l'odeur qu'il répandait était insoutenable. Le diagnostic avait été admis par tous les médecins qui avaient vu le malade.

OBSERVATION LVII

Lèpre tuberculeuse (H. Vincent)

Dans le courant du mois de mai 1895, le Dr H. Vincent, à l'époque chef du laboratoire de bactériologie à l'hôpital du Dey et actuellement professeur au Val-de-Grâce, qui avait pu étudier les lépreux espagnols qui avaient séjourné à la clinique dermatologique, a vu un cas, remarquable par l'intensité des lésions, de lèpre tuberculeuse chez un Arabe qui s'était rendu à la clinique ophtalmologique libre du Dr Thiébault, pour se faire opérer de lépromes de l'iris.

Ce malade qui avait été adressé au Dr Gémy, n'a jamais paru à l'hôpital : on ne l'a plus revu chez le Dr Thiébault.

OBSERVATION LVIII

Ajoutons qu'à M'sila, dans le Hodna, M. Scherb, interne d'Alger, dit avoir vu un ou deux lépreux. Le médecin de l'endroit lui en avait parlé comme d'une chose peu fréquente, mais qu'il avait cependant rencontrée plusieurs fois (?) . . . .

De son côté, le professeur Leloir, de retour d'un voyage dans le Sud Oranais, nous avait déclaré qu'il y avait observé *deux cas* très nets de lèpre chez des indigènes.

V

DISCUSSION

Tels sont les documents que nous avons pu réunir. Ils sont de valeur inégale et, eu égard au but plus spécial que vise notre étude, nous devons en opérer le triage.

Nous éliminons les cas de lèpre observés *chez les Français et les Italiens* (six observations), le diagnostic de trois au moins d'entre eux étant douteux, et l'étude clinique incomplète.

Si nous les avons encadrés ici c'est parce qu'ils nous paraissent devoir être attachés à la lèpre plutôt qu'à toute autre maladie et qu'ils doivent être classés comme matériaux d'attente, pouvant être utilisés plus tard, lorsque de nouveaux cas, plus ou moins analogues, auront été recueillis.

Quant à la lèpre chez les *indigènes musulmans*, elle existe certainement puisque la présence du *bacille de Hansen* (1) a été constatée dans deux de nos observa-

---

(1) La recherche du bacille dans nos cas a été pratiquée soit au laboratoire de la clinique par M. le Dr Vérité, soit à l'Institut Pasteur d'Alger, par le Dr Murat. Voici une note qui nous a été remise par nos confrères sur le procédé qui a été employé.

RECHERCHE DU « BACILLE DE HANSEN »

1° *Dans le sang : a* Coloration 24 heures à froid par la fuchsine de Ziehl ; *b* Lavage à l'eau distillée ; *c* Chlorhydrate d'aniline à 2 o/o pendant 1/2 minute ; *d* Décoloration complète à l'alcool absolu ; *e* Montage au baume. — 2° *Dans la peau : a* Fixation au sublimé acétique à 40 0/000 ; *b* Alcool à 70°, 24 heures ; à 90°, 24 heures ; absolu, 12 heures ; *c* Xylol à l'étuve à 35°, 24 heures ; *d* Xylol paraffiné à 1/5, 24 heures à l'étuve, à 35° ; *e* Paraffiné fusible à 52°, une heure ; paraffiné fusible à 60°, une heure. — *Coupes : f* Coloration par le Ziehl, 24 heures à froid ; chlorhydrate d'aniline, une 1/2 minute ; décoloration par l'alcool absolu ; xylol ; baume.

tions, que dans douze autres le diagnostic clinique a paru suffisamment certain pour faire négliger la recherche du *bacille*, ce qui est certainement une lacune regrettable mais qui ne saurait leur enlever la valeur que nous leur attribuons, que des quatre autres observations de lèpre anesthésique la recherche du *bacille* a été négative, ainsi que cela se passe presque constamment dans cette forme. Un seul cas est douteux.

Nous avons donc dix-neuf observations qui viennent attester l'existence de la lèpre chez les indigènes musulmans.

Ce nombre est bien restreint en effet, et l'on est étonné qu'en présence de leur défaut d'hygiène, de leur misère, de leur agglomération, les Kabyles n'offrent que si peu d'exemples de cette affection. Voici, à titre de document, ce qu'écrivaient sur l'existence du Kabyle MM. Léonard et Marit, professeurs à l'École de Médecine d'Alger, envoyés en mission à Azazga, lors d'une épidémie de typhus en 1863 :

« En parcourant la Kabylie, on se sent saisi d'extase. On admire ses montagnes imposantes, les douces et gracieuses ondulations de son sol, ses vallées et ses ravins où serpentent d'innombrables cours d'eau, qui, dans leur marche désordonnée, se livrent à toutes sortes de caprices.

« Le peuple qui habite cette contrée est pasteur, agriculteur et industriel. Il n'est point nomade, comme l'Arabe proprement dit, mais toujours fixé au même sol. Comme l'Arabe, il ne s'abrite point sous la tente qui se déplace au gré et selon les besoins de la famille. Sa demeure est une maison construite en pierres et son douar un village. Rien n'est gai et riant comme l'aspect, à une certaine distance, de ces nombreux villages, assis en amphithéâtre sur la cime ou sur les versants les plus élevés des montagnes. L'air et l'eau y doivent être d'une pureté inaltérable. Mais en *pénétrant au milieu de ces centres de population et dans l'intérieur des habitations, l'on se voit tomber dans le désenchantement le plus pénible.* On se demande comment des créatures humaines peuvent séjourner dans un milieu où s'étalent, sous toutes les formes, l'incurie et la malpropreté les plus hideuses, et si l'Arabe, sous sa tente, ne se trouve pas dans des conditions de bien-être matériel mille fois préférables.

« Les villages de Sédourk, d'Immoula et quelques autres que nous avons visités dans tous leurs détails, nous serviront de types. Ils sont formés par une agglomération compacte de maisons toutes contiguës et situées sur deux rangs, que séparent des ruelles non pavées où ne peut passer de front qu'une seule personne. Une cour peu spacieuse précède l'entrée d'une ou plusieurs maisons. Ces dernières ne consistent qu'en un rez-de-chaussée à peine élevé au-dessus du sol et qui ne se compose que d'une seule pièce ; elles n'ont d'ouverture que la porte, et point de fenêtres. En l'absence de cheminée, une excavation pratiquée dans le sol en tient lieu, et sert en même temps pour la préparation des aliments. Les ruelles et les cours servent de dépôt aux immondices et aux excrétions de toute nature. Il résulte de nos calculs qu'à Sédourk et à Immoula, d'après le chiffre des habitants, *chaque maison doit contenir en moyenne, neuf ou dix personnes, toutes logées dans la même chambre, qu'elles partagent avec les animaux domestiques.* Le sol nu, humide, souillé d'ordures et rarement adouci par une natte, sert de couche à la famille; les vêtements sont des haillons crasseux, et la nourriture est des plus grossières et souvent insuffisante.

« Dans cette esquisse du dénûment de toutes les choses les plus nécessaires à la vie et de l'inobservance la plus aveugle des règles les plus simples de l'hygiène, on surprend toutes les causes qui peuvent engendrer les maladies infectieuses. »

Est-ce à ce fait que la vie musulmane se passe presque entière dehors, au grand air, que les maladies infectieuses, la lèpre notamment, y soient plutôt rares ? Les difficultés de l'existence, l'inclémence du climat l'hiver, la tuberculose et la syphilis qui règnent en maîtres dans ces montagnes, doivent faire une sélection dès le jeune âge, et les individus qui survivent sont certainement vigoureux et résistants.

*
* *

Nous consignons ici les renseignements que le docteur Allard, établi à Saffia (ville distante d'une journée de Mogador), a bien voulu nous donner sur la lèpre au Maroc, à propos de la malade qui fait le sujet de l'observation LIII, malade qu'il avait vue avec l'un de nous au Lazaret de Matifou, près d'Alger.

« Dans plusieurs localités du Maroc, à Mogador notamment, il existe des léproseries fonctionnant avec autant de rigueur qu'au moyen âge. Les lépreux sont relégués dans des bâtiments spéciaux à deux ou trois kilomètres de la ville. Ils vivent entre eux sans rapport avec les voisins. Ils sont toujours voilés, montés sur des ânes et sont ainsi reconnaissables de loin. L'obligation de faire tinter une petite sonnette dès qu'un étranger approche leur est imposée. C'est dans une écuelle, qu'ils tendent de loin, qu'ils recueillent de l'argent ou de la nourriture. En somme, ils sont l'objet d'une répulsion très grande tout comme aux temps anciens. »

Le docteur Allard en a vu quelques-uns. Le plus souvent ils passaient voilés. On lui en a montré d'autres qu'on lui disait être guéris. Ils présentaient des cicatrices blanchâtres qui lui ont semblé être plutôt syphilitiques.

Il est en effet très probable et même certain qu'un grand nombre de maladies cutanées, et surtout la syphilis, doivent être englobées sous le nom de lèpre dans ce pays, comme cela se passait dans les pays d'Europe, où existaient jadis des léproseries.

*
* *

L'existence de la lèpre chez les *Israélites* d'Alger est affirmée par huit observations dont deux avec diagnostic bactériologique, et six absolument certaines par simple diagnostic clinique.

C'est là un chiffre important si on veut bien remarquer que les Israélites sont au nombre de neuf mille à Alger, ce qui donne presque un lépreux pour mille.

*
* *

La *colonie espagnole* nous a fourni vingt-cinq observations (en y comprenant celle du Maltais pour des raisons que nous exposerons plus loin), dont douze avec diagnostic bactériologique, huit avec diagnostic clinique mais d'une certitude absolue, quelques-uns de ces huit malades ayant fait un trop court séjour à l'hôpital ou n'ayant pu être suivis assez longtemps pour que la recherche du bacille ait pu être effectuée ; enfin cinq cas de lèpre anesthésique, dans lesquels le bacille n'a pas été trouvé.

Répétons ici que ces chiffres sont très certainement au-dessous de la réalité. Pour ne parler que des deux derniers groupes, indiquons que les Israélites professent une répugnance marquée pour l'hôpital et ne s'y font admettre que rarement. Quant aux Espagnols, sachant leur maladie incurable, ils n'entrent à l'hôpital que lorsque les lésions oculaires ou ulcéreuses sont arrivées au point de leur rendre tout travail impossible, à moins qu'ils ne retournent dans leur pays pour y mourir.

Tous les jours de nouveaux cas nous sont signalés ; c'est ainsi que des confrères ou des étudiants plus habitués à reconnaître cette affection nous ont indiqué la présence de lépreux qu'il nous a été impossible d'aller examiner, ayant été avisés trop tard.

M. Barrillon a découvert deux enfants espagnols à la Cité Bish (rue Dupetit-Thouars) atteints de lèpre tuberculeuse, et un Maltais dans la ruede la Liberté à l'Agha, dont les mains présentent les lésions de la lèpre mutilante. Une juive indigène lépreuse habite rue Porte-Neuve. Enfin, notre bonne, originaire de Valence, et qui a eu l'occasion de voir de nombreux lépreux dans son pays, nous a dit avoir souvent rencontré à la *Cantère* où elle habite, une Juive et un Maltais à facies léonin, ainsi que deux vieilles Espagnoles, l'une atteinte de lèpre tuberculeuse, l'autre de lèpre mutilante. Toutes deux, chassées de leur logement par la propriétaire qui avait peur de leur maladie, sont retournées en Espagne.

RÉPARTITION GÉOGRAPHIQUE

Si nous étudions la répartition géographique de la lèpre en Algérie, nous constatons — d'après nos documents seulement — que c'est surtout sur le littoral et en Kabylie que les lépreux ont été signalés — sur le littoral : Oran, Cherchell, Alger, Bougie, sont le siège de la lèpre d'importation espagnole. — Dans l'intérieur de la colonie, les lépreux qu'on rencontre sont d'origine indigène, autochtone, et les foyers n'ont actuellement aucune tendance à s'étendre.

Voici les chiffres de lépreux que nous avons relevés par localité.

Espagnols....	habitant Alger		20
	habitant les environs d'Alger	Cherchell	1
		Hussein-Dey	1
		Baba-Hassen	1
		Palestro	1
Maltais habitant Alger			1
Français — —			4
Italiens......	habitant Oran		1
	— Constantine		1
Juifs habitant Alger			8
Musulmans...	habitant Alger		7
	— Constantine et environs		4
	— Aurès		1
	— Sahara		1
	— Kabylie	Azazga	1
		Palestro	1
		Bougie	2
	— Tlemcen		1
	— Maroc		1

Quelques cas signalés dans le Sud Oranais, les hauts plateaux de M'sila, etc.

Ce qui donne pour Alger seul le nombre assez considérable — et au-dessous de la réalité — de quarante lépreux.

Espagnols	20
Maltais	1
Français	4
Juifs	8
Musulmans	7
	40

Il faut noter, ainsi que nous le disons plus loin, que quelques-uns de ces malades, les Espagnols surtout, bien que domiciliés à Alger à la *Cantère*, parcourent le département en quête de travail, et logeant dans une grande promiscuité, couchant souvent avec un compagnon, doivent nécessairement contribuer pour une grande part à la propagation de l'affection.

Il y a donc lieu de s'inquiéter et de proposer des mesures de préservation.

Avant d'aborder la question de la Prophylaxie de la Lèpre en Algérie, principal objectif de ce travail, il est nécessaire que nous disions notre sentiment sur son *étiologie* et que nous nous rangions soit parmi les *contagionistes*, soit parmi les partisans de l'*hérédité*.

Des auteurs autrement autorisés ont traité ou traiteront cette question de l'hérédité et de la contagion avec toute l'ampleur qu'elle comporte.

Nous n'en devons pas moins, nous appuyant sur nos propres observations, indiquer les raisons qui nous font nous ranger parmi les *contagionistes* et qui justifient les mesures prophylactiques que nous proposons comme conclusions logiques de notre mémoire.

CONTAGION

Nous déclarons, dès maintenant, que nous ne pouvons pas apporter un seul fait d'un Algérien, d'ascendance européenne, contaminé par un lépreux soit d'origine espagnole, soit d'origine algérienne.

Si une pareille constatation avait pu être apportée par nous d'une façon incontestable, la question aurait été tranchée, pour nous du moins, et nous n'aurions plus eu qu'à formuler nos conclusions. — Non ; même parmi les lépreux israélites nés à Alger, il nous est impossible de fournir cette preuve parce que l'enquête, auprès des familles de ces malades, se heurte à des impossibilités que la loi seule pourrait faire disparaître. Nous avons dû y renoncer.

Nous n'apportons donc que des présomptions ; mais ces présomptions nous paraissent suffisamment démonstratives reposant comme preuves positives : (A) en ce qui concerne la contagion : sur la durée de l'incubation et l'habitat pour quelques-uns ; (B) comme preuve négative, en ce qui concerne l'hérédité : sur la descendance de certains autres.

(A) Pour la durée de l'incubation voici ce que nous relevons dans nos observations :

Incubation de 3 ans ; deux cas (obs. I et VII) ;
— 6 ans ; deux cas (obs. XIII et XVIII) ;
— 15 ans : deux cas (obs. II et XI) ;
— 19 ans : un cas (obs, VIII) ;
— 21 ans : un cas (obs. XV).

Enfin le Maltais (obs. XXIV), que nous englobons dans la colonie espagnole, puisque c'est au milieu d'elle qu'il a toujours vécu, accuse une incubation de huit ans.

La Française a été contagionnée au Brésil au bout de dix-sept ans de séjour.

Les autres lépreux étaient malades en arrivant à Alger depuis un temps plus ou moins long.

Ainsi dans sept cas, la durée de l'incubation a varié de six à vingt-un ans si on admet que les sujets de ces observations étaient contaminés au moment de leur départ du pays natal, alors que cette durée est généralement de six mois à deux ans en moyenne après le départ du lieu infecté.

Sans doute on a cité des incubations plus longues, trente-deux ans dans une observation (1) ; mais il faut convenir que ces cas sont excessivement rares et nous serions vraiment tombés sur une série exceptionelle si tous ces malades étaient partis contaminés de leurs pays, puisque sur vingt-quatre observations il s'en trou-

(1) Le docteur Charmeil cite le cas d'un lépreux observé à Lille qui aurait vu sa lèpre débuter douze ans après avoir quitté Batavia, où il avait eu des rapports passagers avec des femmes lépreuses (*Bulletin Médical du Nord*, — et *Journal des Maladies Cutanées* n° 6, 1897, page 349).

verait neuf dans lesquelles cette durée aurait varié de trois à vingt-un ans.

Nous pensons donc que les malades des observations II, XI, VIII, XV et XXV ont été contaminés à Alger, dans le foyer lépreux de la *Carrière*, quartier que les Algériens connaissent bien et dans lequel presque tous les Espagnols, — nous parlons des journaliers, — font un séjour plus ou moins prolongé en arrivant à Alger, et se fixent même souvent.

Et ce foyer a été créé là parce que les immigrants lépreux, comme les autres, continuent à y mener l'existence qu'ils vivaient dans leur pays d'origine.

HÉRÉDITÉ

(B) Si, maintenant, nous interrogeons la parenté au point de vue de l'hérédité, nous constatons que, dans toutes nos observations, sauf une (obs. XII), les ascendants, les collatéraux, toujours nombreux, et les descendants ont tous été trouvés indemnes.

Nous avons pu suivre pendant longtemps l'enfant du malade de l'observation VI, sans qu'il ait jamais présenté le moindre symptôme lépreux. Il en est de même de la fille du malade de l'observation XI, que nous avons connue toute jeune et mariée, et jamais sa santé n'a été altérée.

Nous savons bien que cette immunité de la descendance peut être invoquée comme argument, aussi bien contre la contagion que contre l'hérédité. Mais ce qui plaide en faveur de celle-là, c'est que l'Espagnol marié, travaille de longs mois au dehors, dans la campagne ou sur les routes, et il ne revient au logis conjugal que rarement dans le courant de l'année et encore n'y reste-t-il que quelques jours. Cette circonstance s'oppose à la longue promiscuité, indispensable à la contagion.

Si les collatéraux sont demeurés indemnes, c'est sans doute que ces lépreux ont été contagionnés, eu égard à leur genre de travail, ailleurs que dans leur famille. C'est ce qu'on observe si fréquemment dans la tuberculose, alors qu'un seul membre dans une famille devient phtisique.

Dans une seule observation (XII) le père, un frère et une sœur étaient également lépreux. Il semblerait donc que ce cas pût être invoqué en faveur de l'hérédité. Nous croyons le contraire. Le père n'est devenu lépreux que bien après son mariage et toute cette famille vivait en plein foyer lépreux. C'est en effet dans cette observation qu'est bien affirmée la présence de nombreux malades dans le village habité par cette famille. Les contagionistes peuvent donc, à bon droit, retenir ce fait à leur actif.

La contagion de la lèpre nous paraissant ainsi suffisamment établie, et puisque la thérapeutique a été, jusqu'à ce jour, complètement impuissante contre cette redoutable affection (1), c'est aux moyens prophylac-

(1) Presque tous les traitements préconisés contre la lèpre dans les pays contaminés, ont été employés tour à tour par nous.

Comme traitement général : ichthyol, huile de chaulmoogra à dose souvent intensive, huile de gurjum, les injections séquardiennes, le mercure, l'iode. Comme traitement local : les cautérisations énergiques des tubercules au thermo et au galvano-cautère, sans autre résultat que des améliorations passagères. Et encore ces améliorations étaient-elles peut-être dues à la meilleure hygiène que les malades suivaient pendant leur séjour à l'hôpital,

Les ulcérations ont été pansées avec des emplâtres de composition variée : emplâtre rouge de Vidal, emplâtre de Vigo, emplâtre d'ichthyol, emplâtre d'huile de foie de morue, etc. Ces pansements pratiqués méthodiquement et le repos aidant, ont toujours produit la cicatrisation de ces plaies. Seules, les ophtalmopathies lépreuses n'ont retiré aucun bénéfice du traitement soit local, soit général.

tiques qu'il faut s'adresser pour essayer d'éteindre ou tout au moins d'arrêter dans son extension, le foyer lépreux en voie de formation, sinon déjà complètement créé à Alger tout particulièrement.

Quels sont les moyens dont nous pouvons disposer ? C'est ce qu'il nous reste à examiner.

PROPHYLAXIE

En ce qui concerne la *lèpre indigène*, le nombre de nos observations, 19, est trop restreint, eu égard aux quatre millions de musulmans qui peuplent l'Algérie, pour qu'il y ait lieu, actuellement de s'alarmer.

Cependant, il ne faut pas oublier que des foyers peuvent exister dans un certain nombre de villages indigènes ayant peu de relations avec les Européens, foyers actuellement ignorés, parce que la lèpre est en général peu connue des médecins et dès lors souvent confondue avec la syphilis.

Nous croyons donc qu'il y a lieu de recommander au point de vue de la prophylaxie générale de la lèpre, une mesure que conseille le professeur Fournier dans son rapport de 1888 à l'Académie de Médecine, sur la prophylaxie de la syphilis. Le savant professeur demande en effet (§ xv) entre autres excellentes mesures, que la connaissance de la vénéréologie soit exigée de tous les aspirants au doctorat. En étendant cette mesure à la dermatologie on aurait des praticiens qui pourraient diagnostiquer la lèpre et signaler les foyers en voie de formation (1). Ce n'est que lorsque ceux-ci seront con-

(1) Cette proposition n'est rien moins que platonique ; trop de faits pourraient être apportés ici pour la justifier. Nous ne citerons que le suivant : le malade qui fait le sujet de l'observation XXIII

nus et déterminés qu'il sera possible de leur appliquer telles mesures prophylactiques qui paraîtront les plus pratiques.

Il nous paraît plus difficile d'indiquer des moyens prophylactiques efficaces pour combattre la lèpre chez les *Juifs* d'Alger. Ceux-ci en effet, comme nous en avons déjà dit un mot, répugnent beaucoup à réclamer les soins hospitaliers. C'est ainsi que le sujet de l'observation XXXII (lèpre juive) n'a été transporté à l'hôpital que quelques jours avant sa mort.

Il est donc impossible de déterminer si la lèpre est cantonnée dans certains quartiers plus spécialement habités par eux, car, depuis leur naturalisation, ils ont une tendance marquée à descendre des hauteurs de la Casba où ils vivaient comme une nation à part, pour se mélanger à la population française en venant habiter les quartiers neufs. Ceux-ci présentent des conditions hygiéniques infiniment meilleures et ils paraissent en apprécier de plus en plus l'importance.

Leur hygiène s'est, par ce fait, singulièrement améliorée à ce point que l'éléphantiasis des Arabes, commun chez eux et dont ils présentaient de nombreux exemplaires il y a à peine vingt-cinq ans, a presque complètement disparu aujourd'hui.

Peut-être en sera-t-il de même de la lèpre.

C'est donc aux conseils hygiéniques qu'il faudra avoir recours pour arriver, sinon à supprimer, au moins à arrêter l'extension, chez eux, de cette terrible maladie.

---

allait être donné comme sujet d'épreuve chirurgicale dans un concours récent. On pensait à une orchite tuberculeuse, lorsqu'un membre du jury, ancien interne distingué de la clinique dermatologique, le Dr Scherb. diagnostiqua une orchite lépreuse, diagnostic confirmé par la bactériologie. Ce sujet fut dès lors écarté. Le diagnostic avait été porté par le Dr Scherb rien que sur le facies du malade. Ce n'est que plusieurs jours après que la présence du *bacille de Hansen* fut constatée et le diagnostic confirmé. Il en est de même de l'observation XVIII, où une domestique put rester pendant six à sept ans dans une place, chez un médecin, sans que celui-ci se soit douté un instant de son affection.

Dans ce but, il serait peut-être utile de rédiger une courte instruction qui contiendrait quelques conseils pratiques visant plus spécialement les soins corporels à prendre ; la promiscuité, trop commune dans ces familles nombreuses, à éviter ; le régime, très défectueux chez eux, à suivre ; l'humidité dans leurs habitations qu'ils entretiennent par de grands lavages mal faits, à supprimer, etc., etc.

Cette instruction pourrait être annexée à chacun des actes de la vie civile, tels que : extrait de naissance, livrets scolaire, militaire, de mariage, etc.

Ce sont, du reste, les sages conseils que donne le docteur Ernest Besnier dans sa traduction du livre de Kaposi en collaboration avec le docteur Doyon, ainsi que dans son rapport de 1887 sur la lèpre, à l'Académie de Médecine.

Malheureusement, ce sont là mesures bien précaires, car il est toujours décevant de compter sur la spontanéité des gens pour défendre leur santé, ainsi que cela ne se voit que trop en temps d'épidémie et surtout à propos de toutes les maladies à début silencieux et à marche lentement progressive.

Mais les mesures prophylactiques que l'on ne peut prendre vis-à-vis des Juifs originaires d'Alger, peuvent parfaitement s'appliquer aux Israélites qui, chaque année, immigrent de provinces contaminées de Russie, de Turquie d'Asie, d'Égypte. Il est certain que parmi ces immigrants se trouvent des lépreux.

Nous demandons, en conséquence, qu'il soit pris, à l'égard de ces derniers, les mesures de défense que nous proposons contre l'envahissement de la lèpre d'origine *espagnole*, mesures que nous allons développer dans ce qui suit :

Tous les lépreux d'origine espagnole, moins deux observations (XVII et XXV), proviennent de villages situés entre les villes de Valence et d'Alicante, et rayonnent autour de la ville de *Tarbena de Valldigna*, à quelques kilomètres de la mer.

Le dépouillement de nos observations nous donne, à ce point de vue, les indications suivantes : Tarbena, quatre cas ; Undara et Teulada, deux cas ; Alfaz, Beni-Tachel, Benisa, Vagra, Denia, Agathe, Campello, Chichona, chacun un cas. Dans deux observations, le nom de la province d'Alicante seul est indiqué. Soit dix-sept lépreux venant de la province d'Alicante et cinq de la province de Valence : Mourla, trois ; Caraja, un ; Pedreguer, un. Un seul est de la province de Murcie (Aguilar), voisine de celle de Valence.

Ce foyer a donc une étendue notable et c'est de là qu'il s'est transporté à Alger, où il s'est installé avec l'intensité que nous venons de décrire.

Là est le danger.

Quelles sont les mesures prophylactiques qui peuvent éteindre ce foyer et empêcher sa reproduction ?

Nous croyons que deux mesures très simples, rigoureusement appliquées, permettraient d'obtenir ce double résultat.

La première consisterait à rapatrier tous les lépreux étrangers actuellement connus et ceux qui seraieut ultérieurement découverts.

Nous ne pensons pas qu'un pareil traitement soit contraire au droit international. C'est une mesure de défense sanitaire qui n'est pas plus rigoureuse, par exemple, que celle qui consiste à empêcher des pèlerins, revenant d'un pays contaminé par une maladie infectieuse quelconque, de débarquer autre part que dans leur pays d'origine.

On pourrait, à la rigueur, se contenter d'hospitaliser ces lépreux lorsqu'ils sont atteints de lésions ouvertes, aussi souvent et aussi longtemps qu'il serait nécessaire pour leur faire suivre un traitement médical et hygiénique convenable, le seul qui ait, jusqu'à présent, donné quelques résultats sérieux. On aurait soin, à leur sortie, de leur faire les mêmes recommandations que nous avons conseillées pour les lépreux israélites algériens. La contagion de la lèpre, incontestable, à notre avis, est moins redoutable que celle de la tuberculose. La clinique dermatologique d'Alger a toujours dans ses salles plusieurs lépreux en traitement. Quelques-uns même y séjournent un an ou deux et jamais nous n'avons constaté, nous le répétons, ni même craint la contamination des autres malades, *grâce aux mesures d'hygiène et d'antisepsie qui sont prises dans nos salles*. Si ces malades refusaient de se soumettre à l'isolement et aux mesures prophylactiques arrêtées par le gouvernement, ils seraient rapatriés.

La seconde a pour objet de faire subir la visite sanitaire aux immigrants qui proviennent des provinces et des pays contaminés. Rien n'est plus facile puisque de par la loi du 8 août 1893 sur la défense du travail national, les étrangers sont tenus de se faire inscrire à la mairie dans les huit jours qui suivent leur arrivée. Les employés chargés de cette inscription, ne délivreraient le certificat d'enregistrement aux individus provenant des pays contaminés, pays qui leur seraient spécialement désignés, que sur une attestation du médecin sanitaire, devant lequel ces immigrants seraient tenus de se présenter, déclarant qu'ils n'offrent aucun stigmate de la lèpre.

Pour que la mesure fût tout à fait efficace, ces individus devraient être astreints à se présenter à la même visite tous les deux mois pendant un an au moins.

Cette même mesure serait appliquée aux immigrants, israélites ou autres, provenant des provinces de Russie, de Turquie d'Asie et d'Égypte dont la nomenclature serait à déterminer,

Nous terminons ici ce Mémoire qui ne vise, nous y insistons, que la prophylaxie de la lèpre en Algérie et spécialement à Alger, en soumettant à l'approbation du Congrès de léprologie nos conclusions sous la forme du vœu suivant :

« 1. — Les immigrants provenant des régions contaminées, qui débarqueront en Algérie pour s'y établir, seront astreints à l'inscription et resteront soumis à la surveillance du service sanitaire, surveillance effective.

« 2. — Ceux qui résident déjà dans la colonie et qui proviennent de régions suspectes, resteront soumis à la surveillance sanitaire et requis de se présenter quand le conseil de santé le jugera nécessaire.

« 3. — S'ils sont atteints de lésions ouvertes, pouvant être transmises, ils recevront les soins nécessaires à l'hôpital (de préférence dans une salle spéciale). En cas de refus de leur part, ils seront invités à se rapatrier ou seront conduits hors du territoire. »

RAPPORT

A

M. LÉPINE, Gouverneur Général

Sur le détail des mesures à prendre en vue d'enrayer l'extension de la lèpre en Algérie, d'après les conclusions adoptées au Congrès de Berlin.

M. Cambon, votre prédécesseur au Gouvernement Général de l'Algérie, avait bien voulu, à la suite de travaux que nous avions publiés sur l'existence de la lèpre en Algérie et spécialement à Alger, nous charger de lui adresser une étude complète sur ce sujet.

Pour faciliter notre tâche, il nous avait accordé les ressources nécessaires à la publication de notre Mémoire.

Le but visé avait un double objectif : 1° Par les nombreuses photographies représentant les divers types de lépreux observés par nous en Algérie, mettre le praticien de la colonie en mesure de diagnostiquer une affection excessivement rare, en France ; 2° Proposer les mesures prophylactiques propres à enrayer au moins l'extension probable des foyers lépreux actuellement reconnus par nous et peut-être les éteindre.

M. Cambon avait en outre délégué l'un de nous, le docteur Raynaud, comme représentant officiel du Gouvernement Général de l'Algérie à la Conférence internationale sur la lèpre, que le gouvernement allemand, justement alarmé des progrès que cette maladie faisait dans quelques-unes de ses provinces frontières, avait provoquée à Berlin au mois d'octobre de cette année.

Notre Mémoire contient tous les détails que comporte l'importance d'une pareille étude. Nous venons, dès aujourd'hui, vous soumettre les mesures prophylactiques qui nous paraissent nécessaires, pratiques et faciles à appliquer à l'Algérie et qui constituent la réalisation des vœux formulés par la dite Conférence.

Dans la note qui a été lue à la Conférence, nous terminions par la conclusion suivante :

« Nous demandons à la Conférence de vouloir bien appuyer le vœu suivant :

« 1. — Les immigrants provenant des régions contaminées, qui débarqueront en Algérie pour s'y établir, seront astreints à l'inscription et resteront soumis à la surveillance du service sanitaire, surveillance effective.

« 2. — Ceux qui résident déjà dans la colonie et qui proviennent de régions suspectes, resteront soumis à la surveillance sanitaire et requis de se présenter quand le conseil de santé le jugera nécessaire.

« 3. — S'ils sont atteints de lésions ouvertes, pouvant être transmises, ils recevront les soins nécessaires à l'hôpital (de préférence dans une salle spéciale). En cas de refus de leur part, ils seront invités à se rapatrier ou seront conduits hors du territoire. »

Dans le discours qu'il a prononcé à la séance d'ouverture de la Conférence, discours dans lequel il analysait les travaux de la section française dont il était le président officiel, M. le docteur Ernest Besnier, membre de l'Académie de Médecine et médecin à l'hôpital Saint-Louis, s'est exprimé ainsi sur notre travail :

« Mais c'est sous une impression plus immédiate encore, et avec plus d'urgence que MM. Gemy et Raynaud, d'Alger, signalent à la Conférence, avec tous les documents à l'appui, l'existence à Alger, d'un foyer lépreux en formation. Très rare dans cette ville et dans les autres contrées de l'Algérie, aussi bien chez les Musulmans que chez les Israélites, la lèpre s'accroît parmi les membres de l'immigration espagnole. En dix années, nos collègues ont pu recueillir vingt observations complètes de lèpre ayant cette origine, et ils n'estiment pas à un chiffre inférieur le nombre des lépreux de la même catégorie qu'ils n'ont pu observer personnellement.

« Nous ajouterons que, dans la formation de ce foyer, rien ne rappelle le foyer Constantinopolitain exclusivement composé de Spaniotes israélites ; aucun des lépreux espagnols d'Alger n'est israélite, et parmi les lépreux indigènes, il ne paraît pas qu'il y ait plus d'israélites que de musulmans.

« Jusqu'à l'heure présente les foyers nouveaux des ports de l'Algérie n'ont pas manifesté d'expansion ; ils sont simplement en voie de formation, et si l'on n'y met ordre, leur accroissement avec ses conséquences éventuelles, est certain. C'est donc avec la plus grande raison que MM. Gemy et Raynaud signalent la formation de ces foyers et qu'ils proposent un ensemble de mesures qui s'imposent et qui sont le seul moyen d'éviter à nos confrères du vingtième siècle la tâche d'écrire l'histoire des foyers lépreux des ports de l'Algérie. »

Sans entrer dans le détail de toutes les mesures prophylactiques qui furent proposées par les auteurs des nombreuses communications faites à la Conférence, et pour ne pas surcharger ce rapport, nous nous contenterons de reproduire les propositions qui s'en dégagent et qui ont été rédigées par le secrétaire de la Conférence :

«... En dehors de ces questions purement scientifiques, les secrétaires relèvent ce fait d'importance pratique, *que la lèpre doit être regardée comme une maladie contagieuse*. Tout lépreux *constitue un danger pour son entourage*, danger qui augmente avec la durée et l'intimité de ses rapports avec ce même entourage, sans préjudice des mauvaises conditions hygiéniques dans lesquelles il vit. Il en résulte que c'est principalement dans la population pauvre et misérable que le lépreux constitue un danger permanent pour sa famille et ses compagnons de travail. Toutefois on ne saurait nier que des cas de transmission à des personnes vivant dans les meilleures conditions d'hygiène s'observent de plus en plus fréquemment.

« La théorie de la transmission héréditaire de la lèpre perd chaque jour du terrain en faveur de la théorie contagioniste.

« Quant à la thérapeutique de la lèpre, elle n'a donné jusqu'à ce jour que des résultats palliatifs ; la sérothérapie elle-même n'a pas changé cet état de choses.

« En raison de l'incurabiliité de la lèpre, des dommages individuels et sociaux causés par elle, ainsi que des résultats obtenus en Norvège grâce aux mesures légales d'isolement, la Conférence se basant sur le principe de la contagiosité de la lèpre, a adopté comme conclusions définitives, les propositions suivantes de Hansen amendées par Besnier.

« I. — Dans tous les pays où la lèpre forme des foyers ou prend une grande extension, l'ISOLEMENT *est le meilleur moyen d'empêcher la propagation de la maladie.*

II. — La déclaration obligatoire, la surveillance et l'isolement tels qu'on les pratique en Norvège, doivent être recommandés à toutes les nations dont les municipalités sont autonomes et possèdent un nombre suffisant de médecins.

III. — Il faut laisser aux autorités administratives le soin de fixer, sur l'avis des conseils sanitaires, les mesures de détail en rapport avec les conditions sociales de chaque pays. »

Comme vous le voyez, Monsieur le Gouverneur Général, le vœu que nous avions soumis à l'approbation de la Conférence est complètement contenu dans les trois popositions qu'elle a adoptées comme conclusion de ses travaux.

C'est en nous appuyant sur la troisième proposition qui laisse « aux autorités administratives le soin de fixer, sur l'avis des conseils sanitaires, les mesures de détail en rapport avec les conditions sociales de chaque pays » que nous avons l'honneur de vous proposer l'adoption des mesures suivantes :

En vertu de la loi du 8 août 1893, les étrangers sont tenus de se faire incrire, dans les huit jours, à la mairie du lieu de leur arrivée.

Rien ne nous paraît plus facile que de n'autoriser cette inscription pour les immigrants arrivant de provinces contaminées (Alicante et Valence pour l'Espagne, Constantinople et l'Asie Mineure pour l'Orient) qu'après la visite faite par le service sanitaire du lieu. Il suffirait d'indiquer à l'employé chargé de cette inscription quelles sont les régions déclarées suspectes.

(A) Les émigrants reconnus atteints de la lèpre seraient invités à se rapatrier. En cas de refus, leur expulsion serait prononcée,

(B) Les lépreux étrangers. actuellement domiciliés en Algérie et notamment à Alger, seraient invités, lorsqu'ils sont porteurs d'ulcérations qui sont des agents très actifs de contagion à se faire hospitaliser jusqu'à cicatrisation complète de leurs lésions ouvertes. En cas de refus, ils seraient également expulsés.

La question est de savoir si les conventions internationales autorisent cette expulsion dans les deux cas que nous venons d'indiquer.

Dans le doute, il serait toujours possible de soumettre la question au jugement du comité supérieur d'hygiène de France qui pourrait fixer la marche à suivre.

Les autres mesures prophylactiques sont les suivantes, mesures qui ont été conseillées par les divers membres de la Conférence et notamment par le Dr Besnier.

1° Il est indispensable que tout médecin exerçant en Algérie et en Tunisie ait vu suffisamment de cas de lèpre pour pouvoir diagnostiquer cette affection ou, tout au moins, en soupçonner l'existence.

2° Dans ce but, il pourrait leur être adressé, sous forme de brochure (comme celle que tous les praticiens de France et d'Algérie ont reçue, concernant les maladies infectieuses soumises à la déclaration obligatoire) une instruction résumée des symptômes des diverses formes que la lèpre peut affecter, en même temps que ces médecins seraient invités à venir, quand les circonstances le leur permettraient, étudier par la vue, ce qui est le meilleur mode d'instruction en pareil cas, les spécimens de lèpre constamment en traitement à la clinique dermatologique de l'hôpital de Mustapha.

Dans les cas qui leur paraîtraient douteux, ils pourraient demander les conseils des médecins plus spécialement au courant de l'étude de cette maladie.

3° Lorsqu'un médecin aurait rencontré un cas de lèpre avérée, sans cependant lui en faire une obligation absolue, il serait prié, par une recommandation insérée dans la même brochure, d'en informer le médecin plus spécialement chargé de centraliser tous les documents et tous les renseignements concernant la léprologie en général et plus particulièrement celle des possessions françaises de l'Afrique du Nord. Sur l'avis de ce dernier, il pourrait être pris telles mesures de défense que les circonstances commanderaient.

Le médecin chargé de cette centralisation et dont la désignation appartiendrait au Gouverneur Général, pourrait être le professeur de dermatologie de l'Ecole de Médecine d'Alger, dans le service duquel tous les lépreux hospitalisés ont été traités jusqu'à ce jour. A ce service pourrait être annexée une petite salle de quelques lits pour isoler ces lépreux, actuellement dispersés au milieu de malades atteints d'affections ordinaires.

Pour que ce programme puisse être utilement exécuté, il suffirait d'augmenter, au moyen de légères subventions, l'outillage actuellement existant au laboratoire de cette clinique.

Chaque année, ou plus souvent si les circonstances le commandaient, ce médecin adresserait au Gouverneur Général un rapport qui relaterait tous les faits concernant la lèpre qui auraient pu être recueillis. Il serait facile, de la sorte, de suivre la marche envahissante ou décroissante de cette affection et de parer, par des mesures nouvelles et plus énergiques, aux dangers plus sérieux qui pourraient menacer le pays.

4° Les lépreux nationaux, naturalisés ou étrangers actuellement connus, et qui refuseraient l'hospitalisation, seraient tenus d'avoir leurs ulcérations, principal agent de contagion, constamment abritées par un pan sément désinfectant et occlusif. En même temps leur logement devrait être désinfecté au moins deux fois par an et l'isolement de chacun d'eux leur serait vivement recommandé.

L'exécution de ces mesures serait assurée par le médecin chargé du service de léprologie, par des visites faites au domicile de ces malades aux époques qu'il jugerait convenables.

5° Toutes les mesures relatives à la prophylaxie de la lèpre, aussi bien en Algérie qu'en Tunisie, pourraient être transmises au conseil d'hygiène d'Alger, qui soumettrait son avis à l'appréciation du Gouverneur Général.

Tels sont, Monsieur le Gouverneur Général, les moyens qui nous paraissent devoir efficacement protéger la colonie du danger lépreux qui la menace.

En les soumettant à votre appréciation, nous avons la ferme conviction de répondre aux légitimes préoccupations que cette situation sanitaire vous inspire.

Nous avons l'honneur, Monsieur le Gouverneur Général, d'être vos très respectueux et très dévoués serviteurs.

Dr Gemy. — Dr Raynaud.

Alger, 1er janvier 1898.

ANNEXES

Notre travail sur la lèpre en Algérie devant être mis entre les mains de nos confrères de l'intérieur pour leur faciliter la recherche des cas de lèpre, nous avions pensé tout d'abord à donner un aperçu des symptômes cardinaux de cette affection. Cette addition à notre mémoire aurait augmenté considérablement cette publication ; nous avons décidé qu'un questionnaire indiquant les points principaux à relever en présence d'un cas suspect, et qu'une courte note sur les troubles sensitifs de la lèpre suffiraient amplement pour permettre de différencier cette maladie de la syringomyélie qui se rapproche le plus d'une de ses formes les plus fréquentes, la forme nerveuse. Nous renvoyons aux traités classiques pour l'étude plus détaillée des lésions lépreuses ; nous recommandons toutefois à nos confrères le travail si intéressant du Dr Jeanselme (*Presse Médicale*, nos des 13 et 16 octobre 1897).

Nous n'indiquons que pour mémoire les affections qui peuvent prendre le masque de la lèpre : les *engelures*, le *vitiligo*, le *pemphigus*, la *morphée*, la *sclérodactylie*, etc. Une des causes de confusion les plus fréquentes, ici, c'est la *syphilis*. Inutile de dire que dans le doute, un traitement ioduré et hydrargyrique permet rapidement de trancher le différend.

Les lésions nerveuses de la lèpre sont en général d'origine périphérique ; elles peuvent déterminer des symptômes semblables à ceux que produisent d'autres infections ou intoxications agissant sur la moelle ou sur les nerfs périphériques : c'est ainsi qu'on peut avoir un syndrome syringomyélique dans la lèpre comme dans les lésions cavitaires de la moelle ; qu'on peut avoir des constrictions en olive des doigts dans la lèpre comme dans l'aïnhum ; que la syphilis peut autant que la lèpre nerveuse s'accompagner de chutes de phalanges et de maux perforants, etc.

Quand l'examen bactériologique du sang, et surtout du mucus nasal, n'a pas donné de résultats, il faut chercher ce que Jeanselme appelle les *stigmates permanents* de la lèpre, et qui sont :

1° L'anesthésie disposée en îlots au niveau des taches hyperchromiques ou achromiques ou répartie symétriquement aux extrémités des membres.

2° Le gonflement et l'état moniliforme des nerfs accessibles à la palpation, et surtout des nerfs cubitaux.

3° La chute des sourcils.

4° Les cicatrices superficielles, lisses et gaufrées, que les tubercules et les bulles de pemphigus laissent après eux au niveau des coudes et des genoux.

5° La rhinite et les épistaxis, qui sont souvent les signes initiaux et révélateurs de la lèpre.

6° Les altérations oculaires.

7° Les altérations des organes génitaux.

TROUBLES SENSITIFS DANS LA LÈPRE

Notre sympathique et distingué confrère, le Dr Jeanselme, avec lequel nous nous sommes rencontrés à la conférence de Berlin, a bien voulu nous autoriser à reproduire une partie des figures qui se trouvent dans son travail sur la lèpre, paru dans les numéros des 13 et 16 octobre 1897, de la *Presse Médicale*.

Nous retraçons, d'après son étude si consciencieuse, les schémas de la sensibilité dans cette affection, schémas qui permettent le diagnostic différentiel avec la syringomyélie.

Tout d'abord, M. Jeanselme pose en principe que les troubles sensitifs, qui accompagnent les poussées éruptives sont inconstants : à l'hypéresthésie passagère succède l'anesthésie qui persiste ; quelquefois les deux phénomènes coexistent sur des régions très rapprochées, ou bien manquent complètement.

Les lésions *névritiques*, indépendantes des efflorescences cutanées déterminent presque toujours tout d'abord de l'hypéresthésie limitée ou étendue ; les nerfs les premiers touchés sont le *cubital*, qui offre des nodosités dans la gouttière olécranienne, et le *sciatique poplité interne ;* plus rarement le *médian* et le *radial*. L'anesthésie s'établit insidieusement, mais souvent des territoires primitivement anesthésiques redeviennent sensibles.

LÈPRE	SYRINGOMYÉLIE
1. — Anesthésie symétrique, débute aux membres inférieurs (fig. 1 et 2), plus rarement aux membres supérieurs.	1. — Anesthésie souvent asymétrique, siège aux membres thoraciques.
2. — Débute à l'extrémité libre et remonte vers leur racine,	2. — Dessine une jambière, un brassard, une épaulette, avec sé-

	paration nette d'avec la région saine.
3. — L'anesthésie des parties profondes du derme est moins marquée que celle des régions superficielles.	3. —
4. — L'anesthésie d'abord rubanée, devient segmentaire (fig. 3 et 4) ; du gros orteil elle remonte le long du bord interne de la jambe. dépassant le genou ; une autre bande partant du bord externe, suit celle-ci parallèlement ; elles s'étalent et se rejoignent sur la face antérieure, pour former un fourreau d'insensibilité. De même sur les avant-bras et les bras.	4. — Elle est segmentaire d'emblée.
5. — L'anesthésie est absolue sur le trajet des rubans primitifs, et moins accusée sur le reste du membre, ce qui indique l'existence de la forme rubanée qui toujours précède l'autre. Elle se termine par une ligne elliptique plus élevée en arrière qu'en avant (fig. 5 et 6) ; et présente une *manchette de transition* entre la région sensible et la région insensible.	5. — L'anesthésie s'arrête brusquement par une ligne circulaire, sans transition ; elle est égale partout.
6. — Moins fréquente à la face et au tronc qu'aux membres : elle ne prend pas la forme d'un masque ou d'une veste à limites nettes.	6. — A la face et au tronc elle prend la forme d'un masque couvrant le visage, ou d'une veste à limites nettes enveloppant le tronc (fig. 7 et 8).
7. — Les divers modes de la sensibilité ne sont pas simultanément abolis ; la sensibilité à la chaleur et à la douleur disparaissent avant celle du tact.	7. — Dissociation nette de la sensibilité.

8. — Asynchronisme des sensations tactiles et thermiques ; retard dans la perception de l'une des deux sensations,	8. — Existe aussi dans la syringomyélie.
9. — Perversions sensitives fréquentes — un corps froid donne une sensation de chaleur. — Les excitations reitérées en un même point réveillent enfin la sensibilité qui semblait é'ein'e (sommation).	9. —
10. — Le malade précise mal le siège de l'excitation (écart de 15 centimètres).	10. —
11. — L'anesthésie n'est pas renfermée dans des zones immuables. — Il y a une zone fixe (la première en date, rubanée en général). La seconde varie suivant les excitations et peut revenir à l'état normal.	11. — Anesthésie nettement tranchée de la zone saine.
12. — L'anesthésie n'occupe pas la zone de distribution périphérique d'un tronc nerveux ; elle pourrait être commandée par des lésious radiculo-spinales.	12. —

EN RÉSUMÉ

« L'anesthésie de la lèpre est toujours symétrique — d'abord rubanée — segmentaire dans la suite — imparfaitement dissociée et d'intensité graduellement décroissante, en allant de la superficie de la peau vers la profondeur et de l'extrémité libre des membres vers leur racine. »	« L'anesthésie de la syringomyélie est souvent symétrique — presque toujours segmentaire d'emblée sur les membres — et de forme vestimentaire sur le tronc — en général parfaitement dissociée et séparée par une limite brusque des régions sensibles sus et sous-jacentes. »

DIAGNOSTIC DIFFÉRENTIEL DE LA LÈPRE ET DE LA SYRINGOMYÉLIE (Janselme)

LÈPRE MUTILANTE

« Les panaris affectent indifféremment les doigts et les orteils : l'anesthésie est d'abord rubanée et ne devient segmentaire que dans la suite ; elle est distribuée aux quatre membres et respecte en partie la face et le tronc, La paralysie faciale est très fréquente et d'origine périphérique : les nerfs cubitaux sont fusiformes ou noueux ; la scoliose fait constamment défaut ; la trépidation épileptoïde est très rare et quand elle existe, c'est seulement à l'état d'ébauche. »

SYRINGOMYÉLIE, type Morvan

« Les panaris restent très souvent cantonnés aux extrémités supérieures, parfois même à une seule main ; l'anesthésie prend la forme vestimentaire ; la paralysie faciale est rare et d'origine centrale ; les nerfs cubitaux sont normaux, ou, du moins, peu amplifiés et noueux ; la trépidation épileptoïde est commune et la scoliose est très fréquente. »

Nous donnons ci-dessous une formule du questionnaire que nous avions envoyé à un certain nombre de nos confrères, et qui peut servir de guide pour prendre une observation.

LÈPRE. — QUESTIONNAIRE

Facies léonin . . . .

Tubercules volumineux, violacés . . . .

Macules larges, violacées, étalées . . . .

Alopécie palpébrale . . . .

Altération du système pileux. . . . .

Conservation des cheveux . . . .

Bulles pemphigoïdes sur les membres, surtout aux pieds et aux mains . . . .

Cicatrices sur le corps. — Ulcères, ...

Taches achromiques ou hyperchromiques . . . .

Anesthésie des taches et de la peau saine	
	au chaud . . . .
	au contact. . . . .
	à la piqûre (décrire le trajet de cette anesthésie) . . . .

Peau ichtyosique, psoriasique, sèche ou huileuse.

Déformations et cyanose des mains ou des pieds (les décrire)	
	griffe . . . .
	pseudo-rhumatisme
	varus équin . . . .

Chute des phalanges : panaris, constriction aïnhumoïde ou résorption osseuse . . . .

Altération des ongles . . . .

Hypertrophie des membres inférieurs, pachydermie. . . . .

Atrophie des muscles de l'avant-bras . . . . . .

ou de la jambe, des interosseux . . . .

Nodosités du nerf cubital. (au-dessus de la gouttière olécranienne) . . . .

Ganglions. Déviations de la colonne vertébrale (syringomyélie) . . . .

Troubles des sens:
- goût. . . . .
- odorat (lésions des fosses nasales, épistaxis, nez en lorgnette) . . .
- vue (taie de la cornée). . . . . . .
- ouïe. . . . .

Age. Habitats divers. . . . .

Race (arabe, kabyle, marocain, espagnol, etc.) . .

Antécédents héréditaires, personnels (syphilis, paludisme, maladies infectieuses, tuberculose, etc.)

Fréquentation d'autres lépreux. . . . .

Traitement employé . . . .

Effet du traitement mercuriel et ioduré. . . . .

Conditions climatériques, hygiéniques . . . . .

Recherche du bacille dans le mucus nasal, dans le sang. . . . .

Photographie

Observations complémentaires . . . .

Alger, juin 1897.

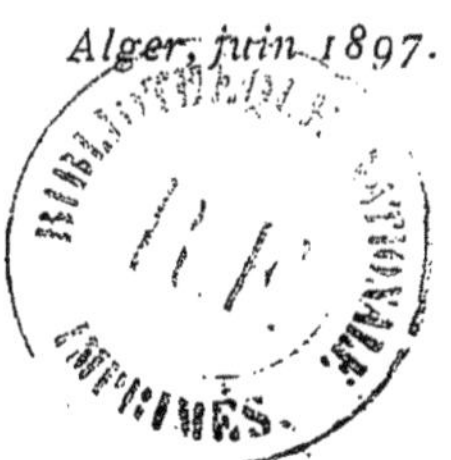

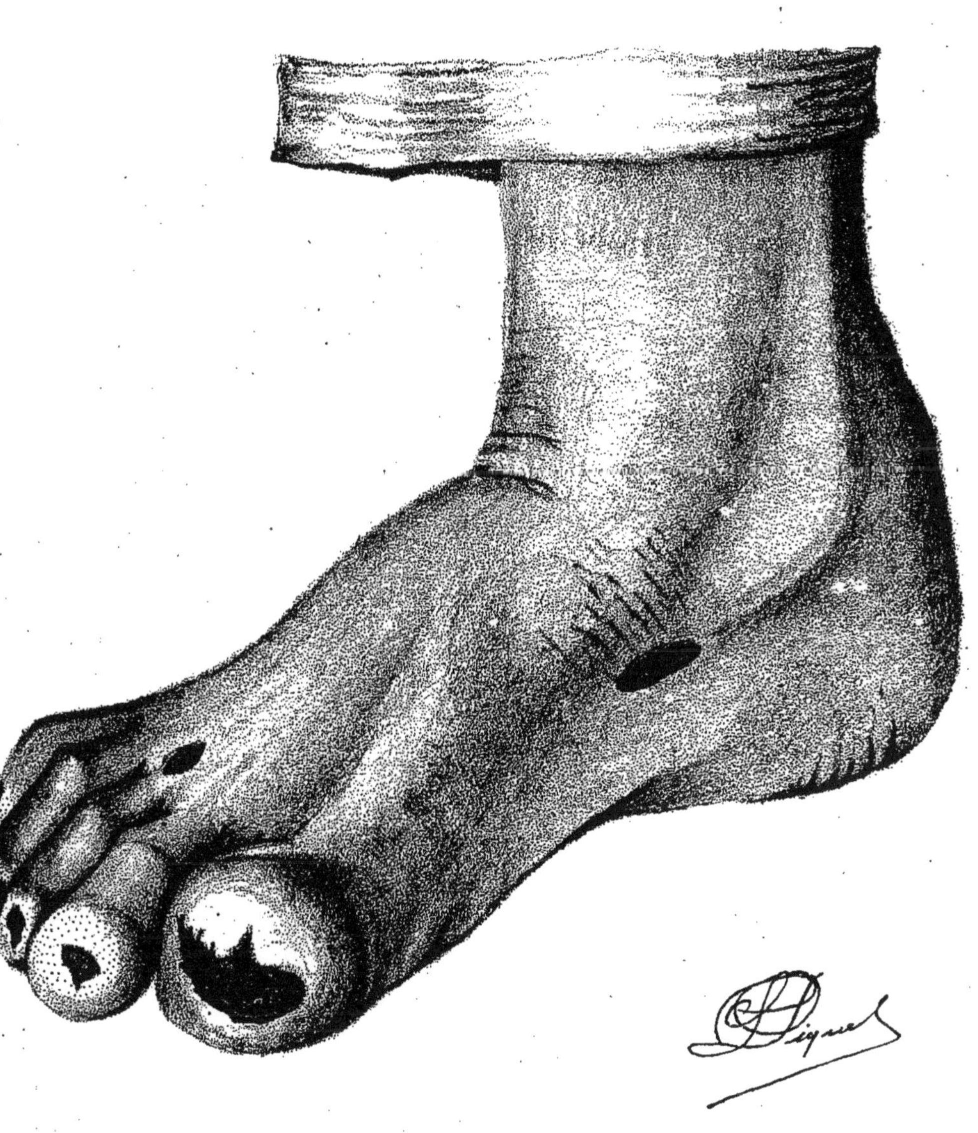

OBSERVATION XL. — Lèpre mutilante (Kabyle)

Dr L. PIQUET PINXIT

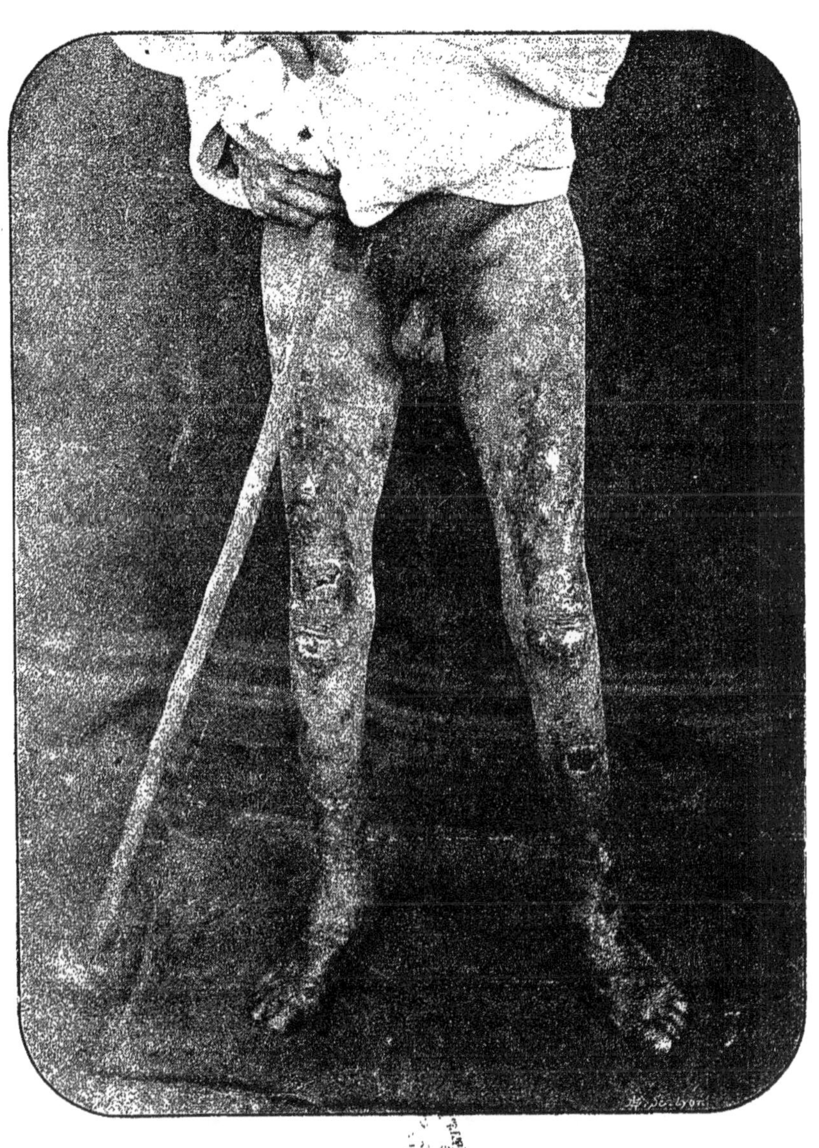

OBSERVATION I. — Lèpre tuberculeuse (Espagnol)

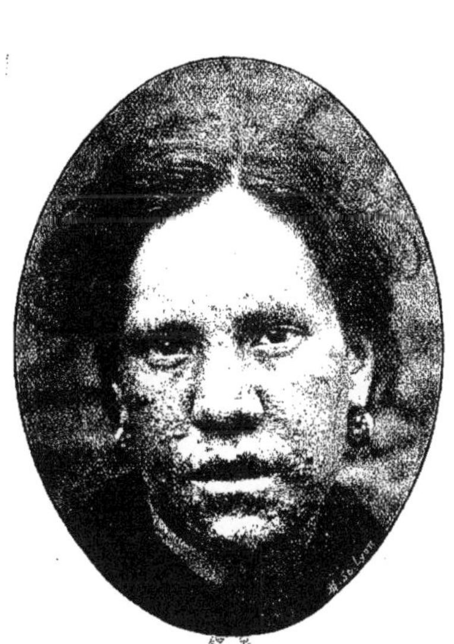

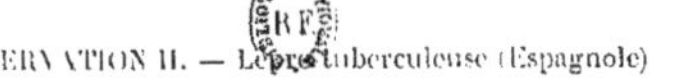
OBSERVATION II. — Lèpre tuberculeuse (Espagnole)

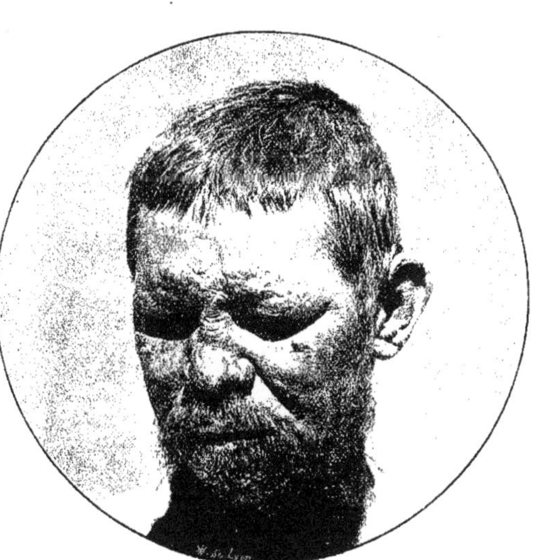

OBSERVATION III. — Lèpre tuberculeuse (Espagnol)

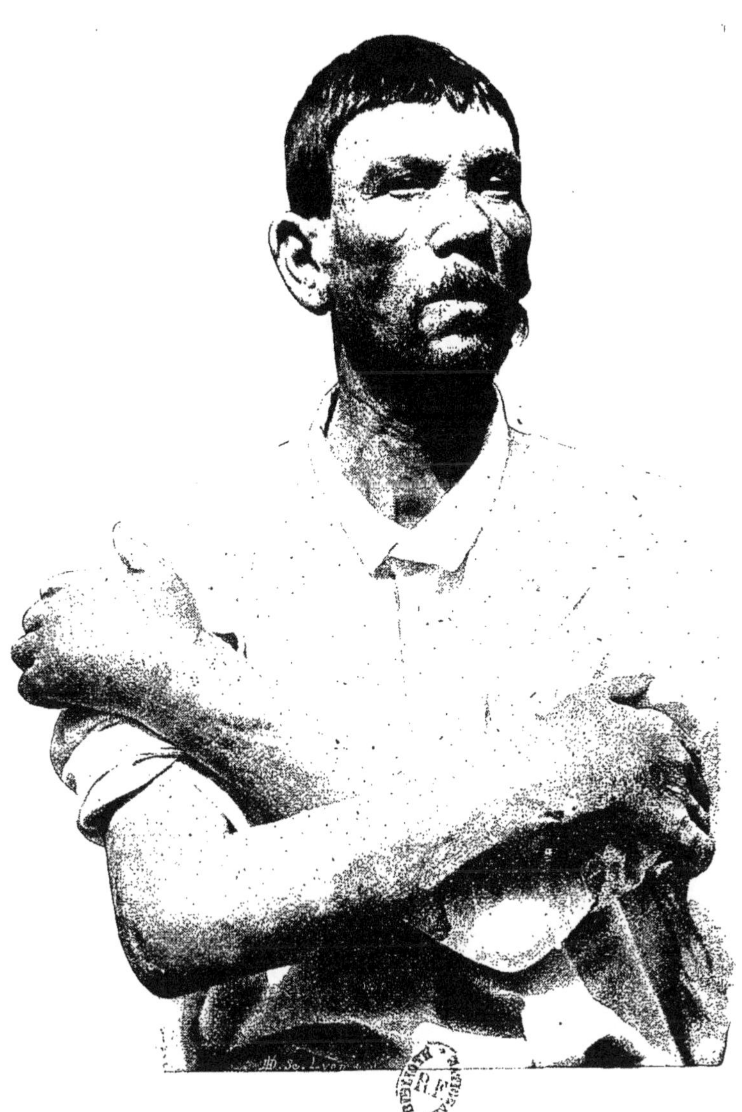

OBSERVATION V. — Lèpre tuberculeuse (Espagnol)

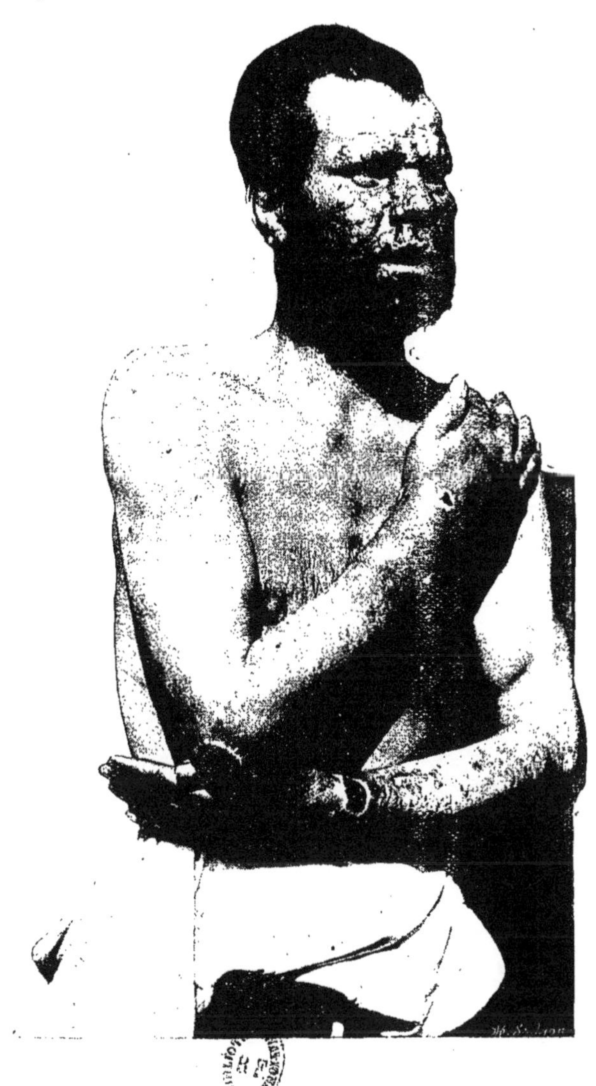

OBSERVATION VI. — Lèpre tuberculeuse (Espagnol)

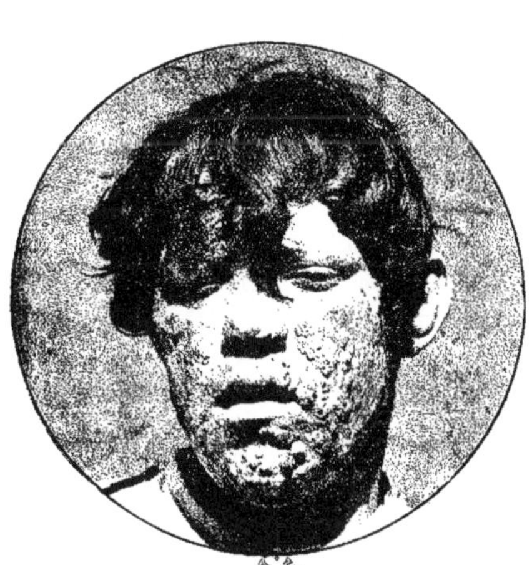

OBSERVATION IV. — Lèpre tuberculeuse (Espagnol)

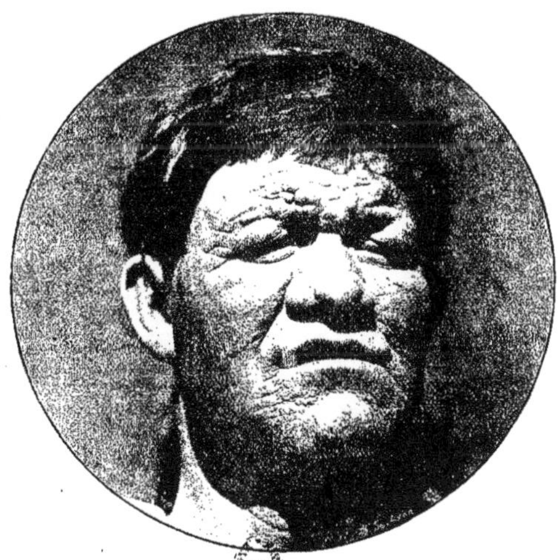

OBSERVATION VII. — Lèpre tuberculeuse (Espagnol)

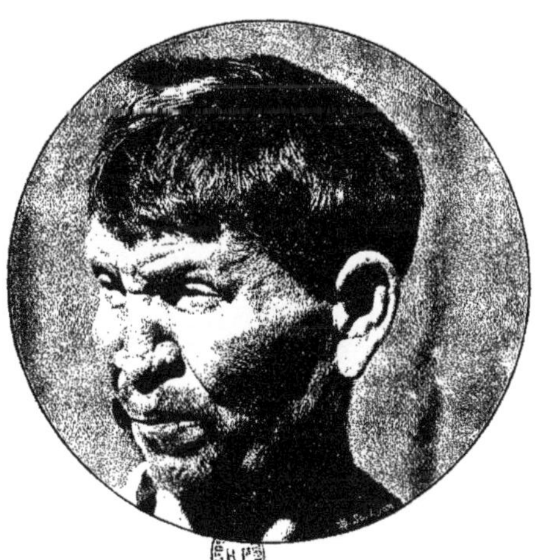

OBSERVATION VIII. — Lèpre tuberculeuse (Espagnol)

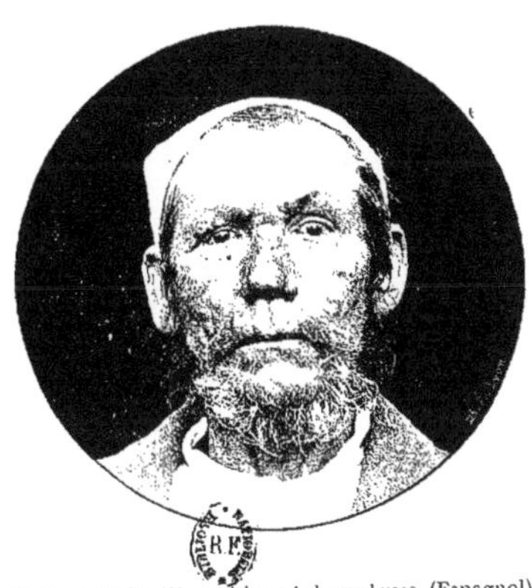

OBSERVATION XI. — Lèpre tuberculeuse (Espagnol)

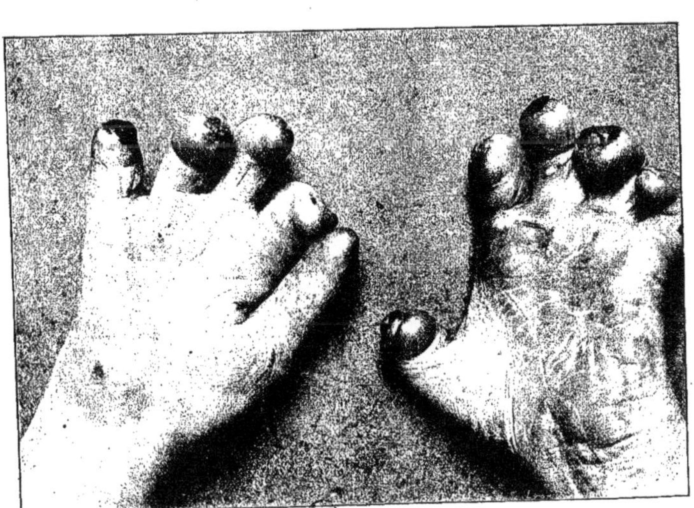

OBSERVATION XIV. — Lèpre mutilante (Espagnol)

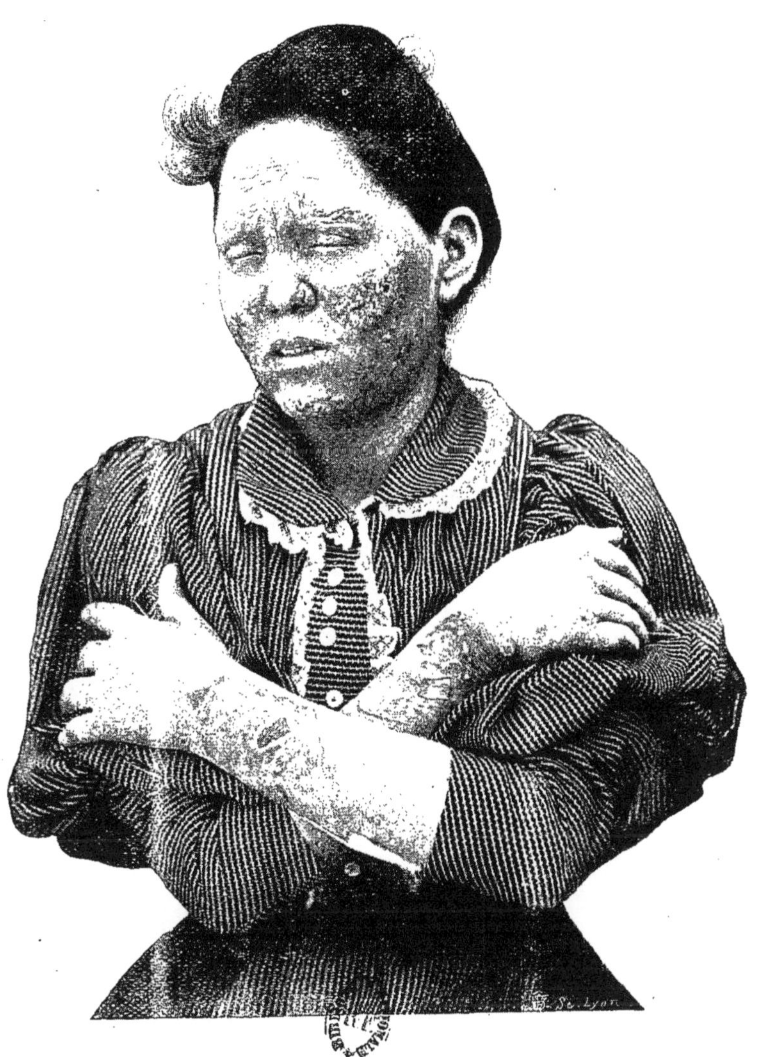

OBSERVATION XVIII. – Lèpre tuberculeuse (Espagnole)

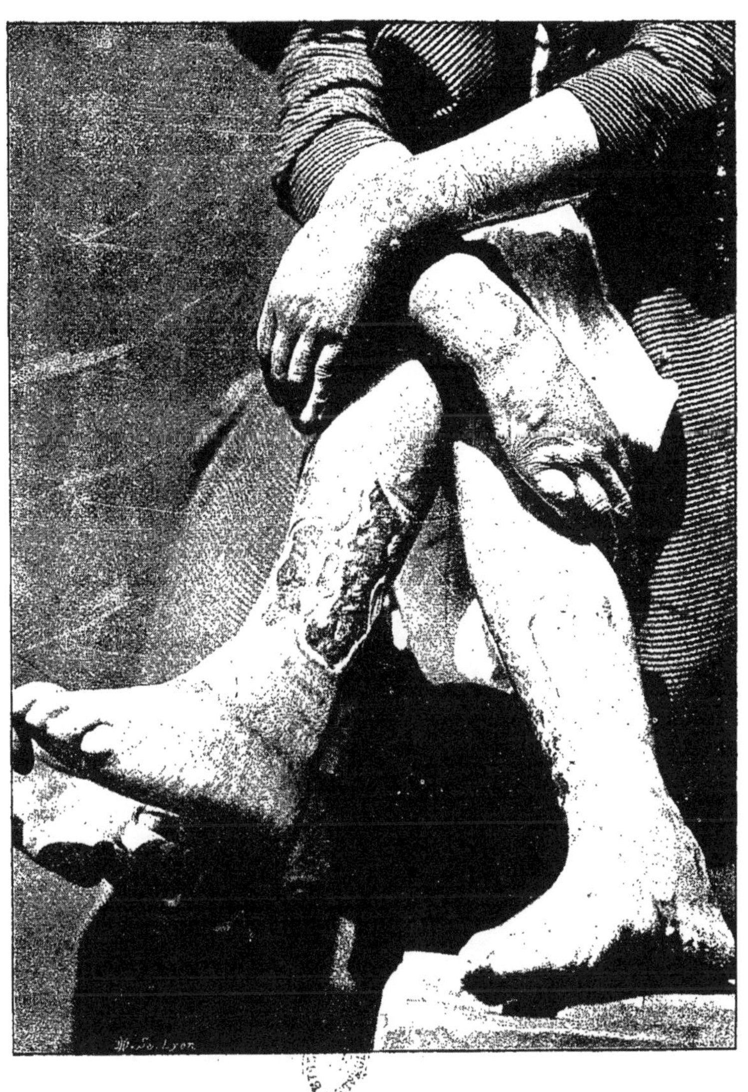

OBSERVATION XVIII. — Lèpre tuberculeuse (Espagnole)

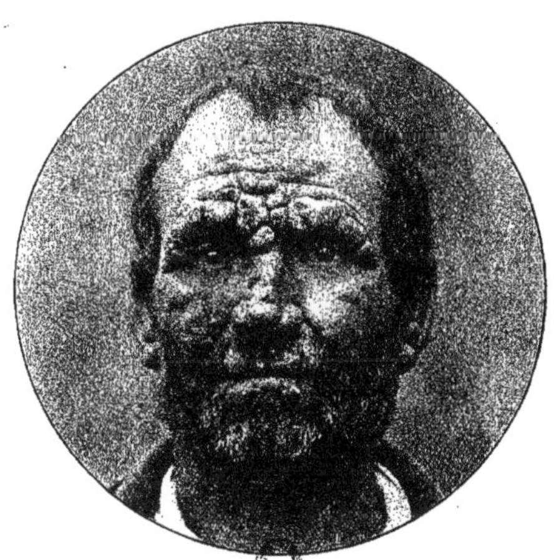

OBSERVATION XXII. — Lèpre tuberculeuse (Espagnol

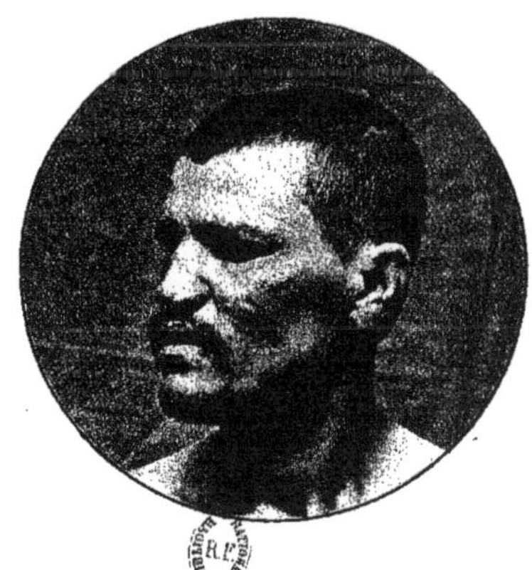

OBSERVATION XXV. — Lèpre tuberculeuse (Maltais)

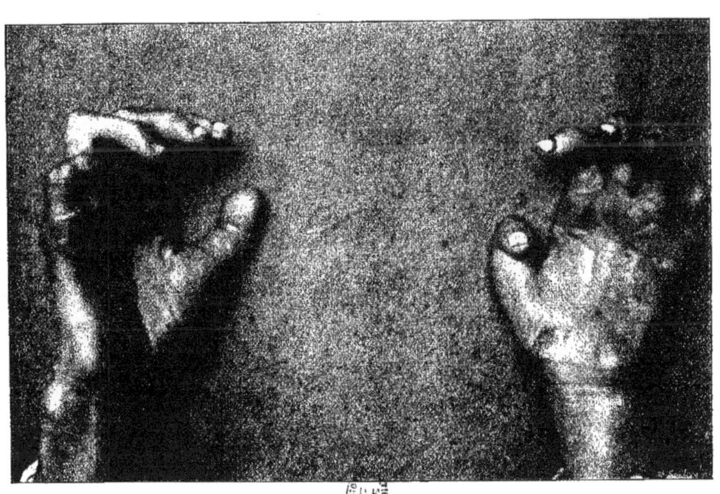

OBSERVATION XXIV. — Lèpre nerveuse (Espagnole)

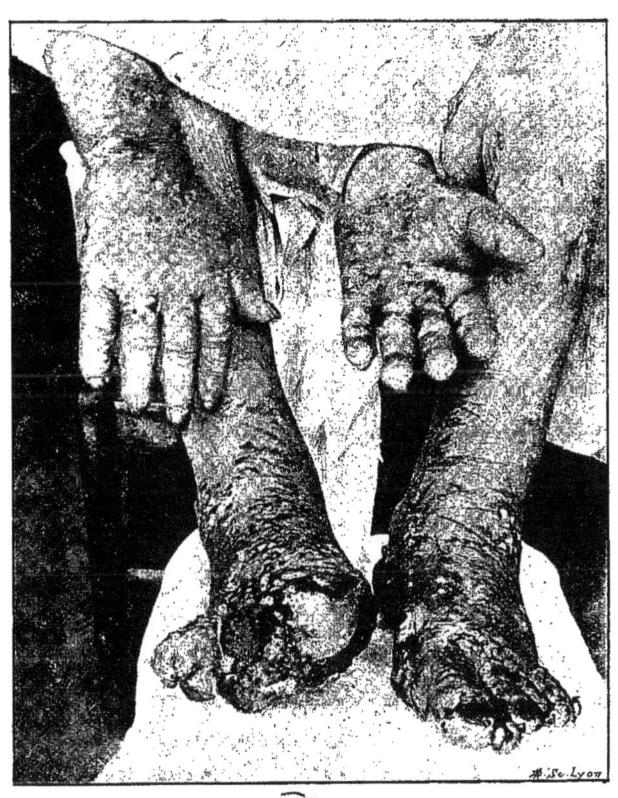

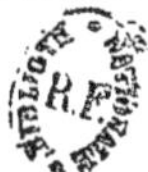

OBSERVATION XXXI. — Lèpre mutilante (Italien)

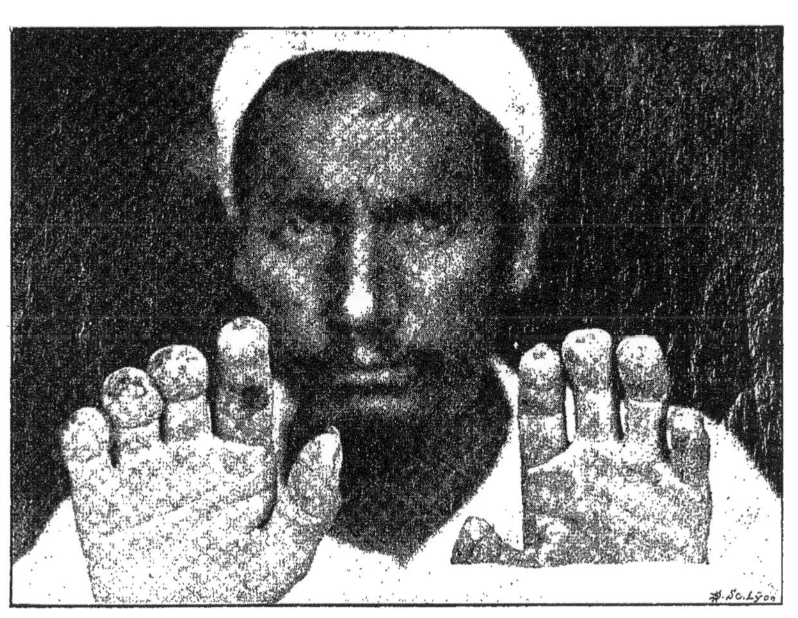

OBSERVATION XL. — Lèpre mutilante (Kabyle)

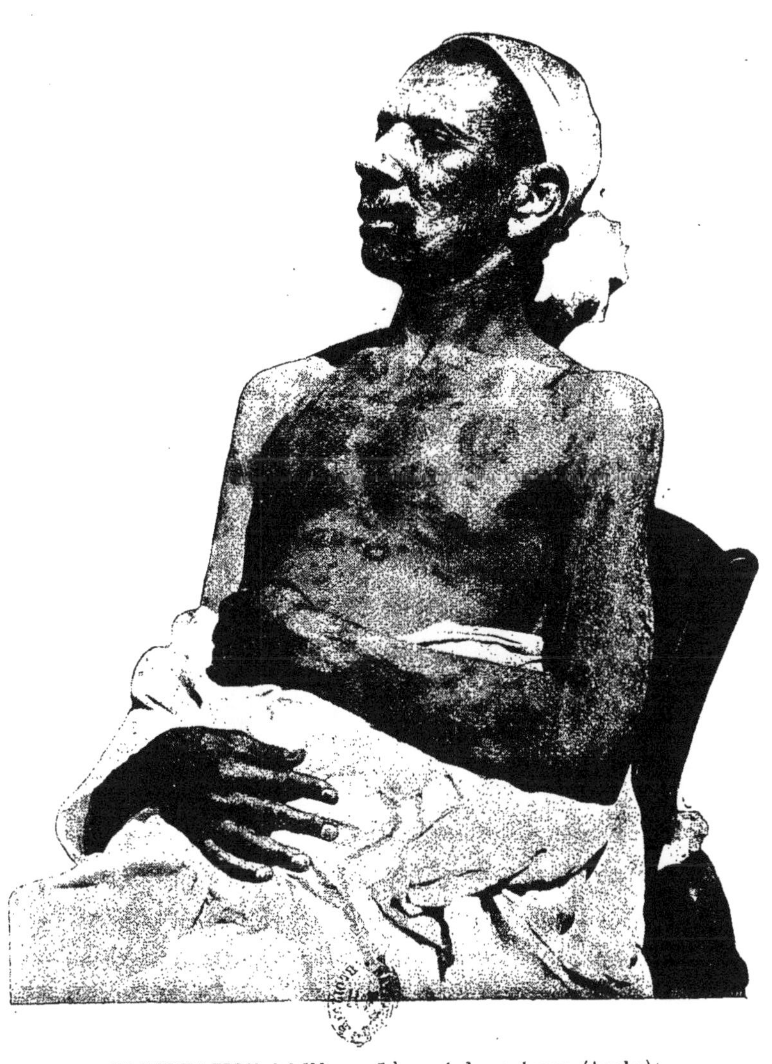

OBSERVATION XLIV. — Lèpre tuberculeuse (Arabe).

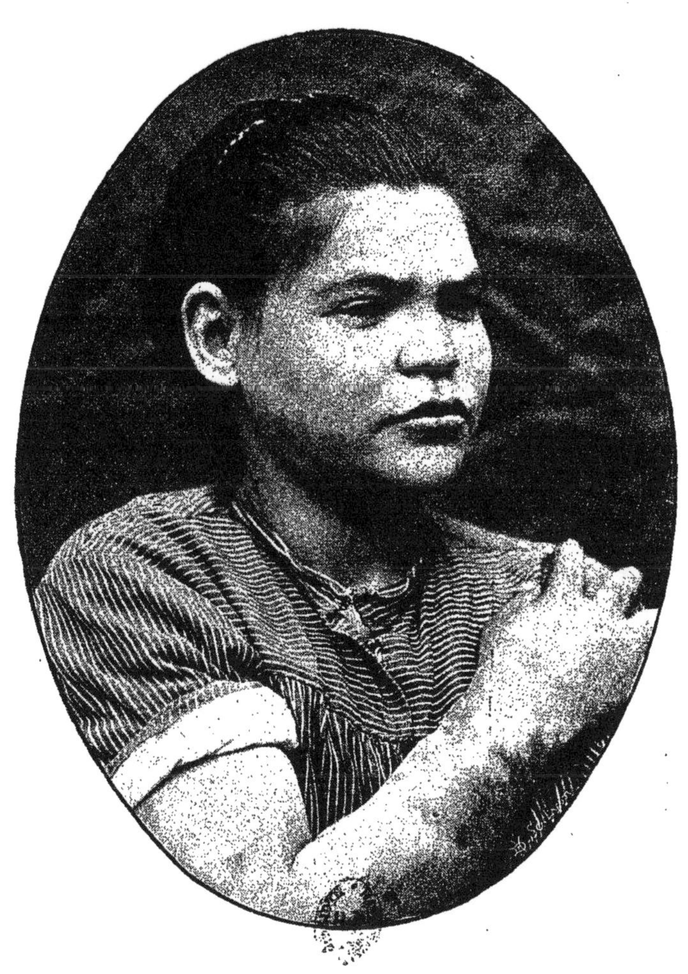

OBSERVATION XLV. — Lèpre tuberculeuse (Kabyle)

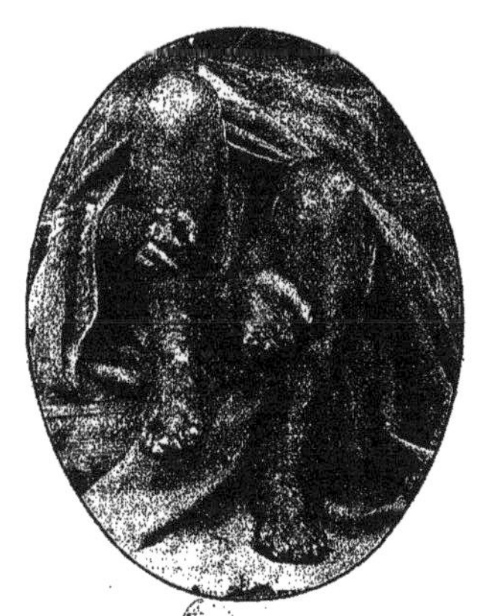

OBSERVATION XLII. — Lèpre nerveuse (Kabyle)

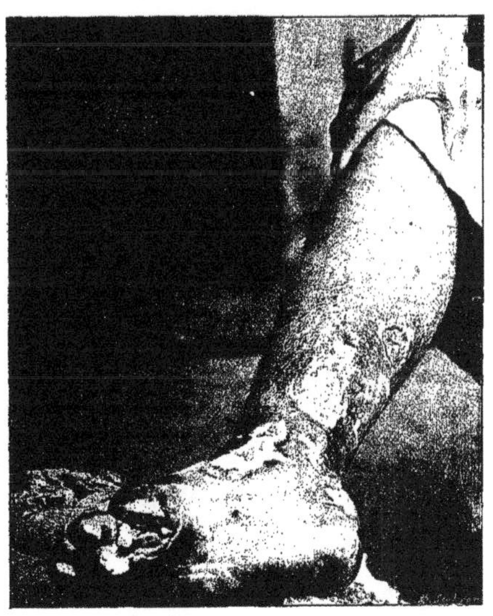

OBSERVATION XLVIII. — Lèpre mutilante (Kabyle)

TROUBLES SENSITIFS DANS LA LÈPRE

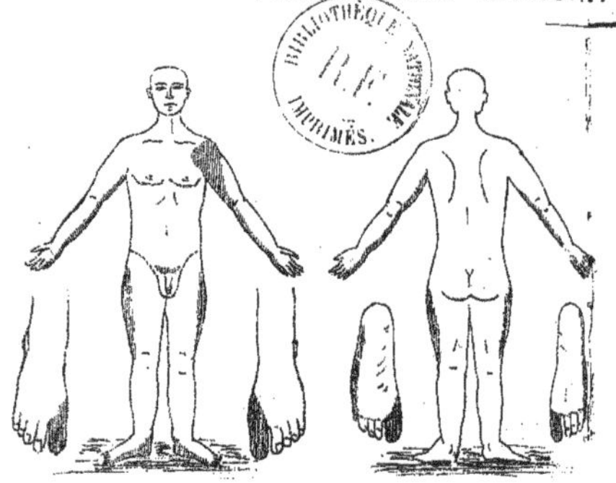

Fig. 1 et 2. — Lèpre. *Anesthésie rubanée.*

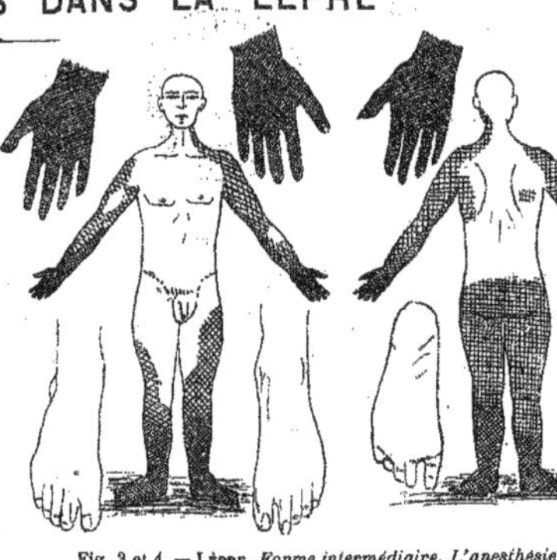

Fig. 3 et 4. — Lèpre. *Forme intermédiaire. L'anesthésie rubanée devient segmentaire.*

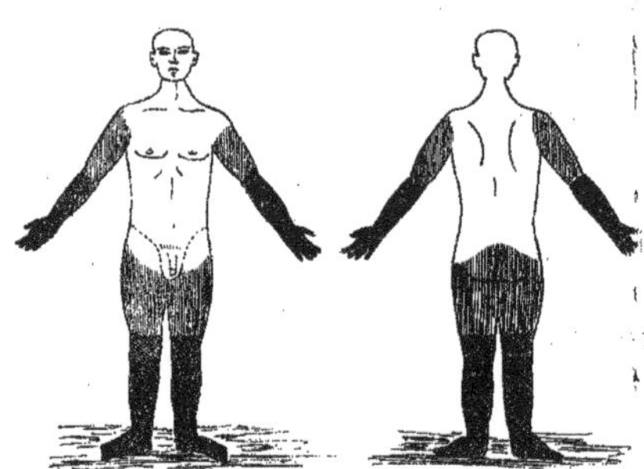

Fig. 5 et 6. — Lèpre. *Anesthésie profonde des extrémités, décroissant insensiblement vers la racine des membres.*

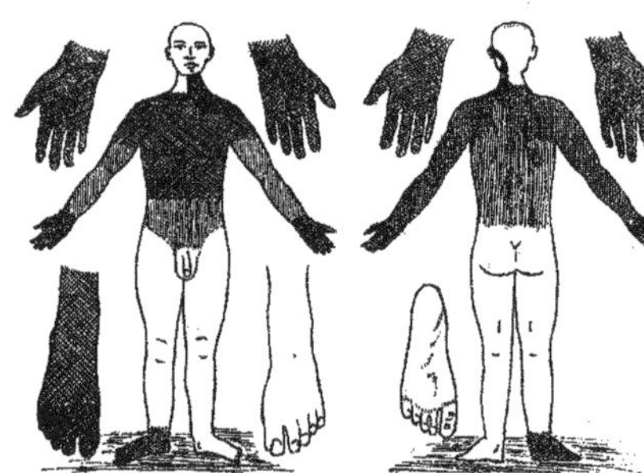

Fig. 7 et 8. — Syringomyélie. — *Anesthésie en veste nettement arrêtée.*

Distribution de la Lèpre en Algérie

(par les Drs Gemy et Raynaud.)

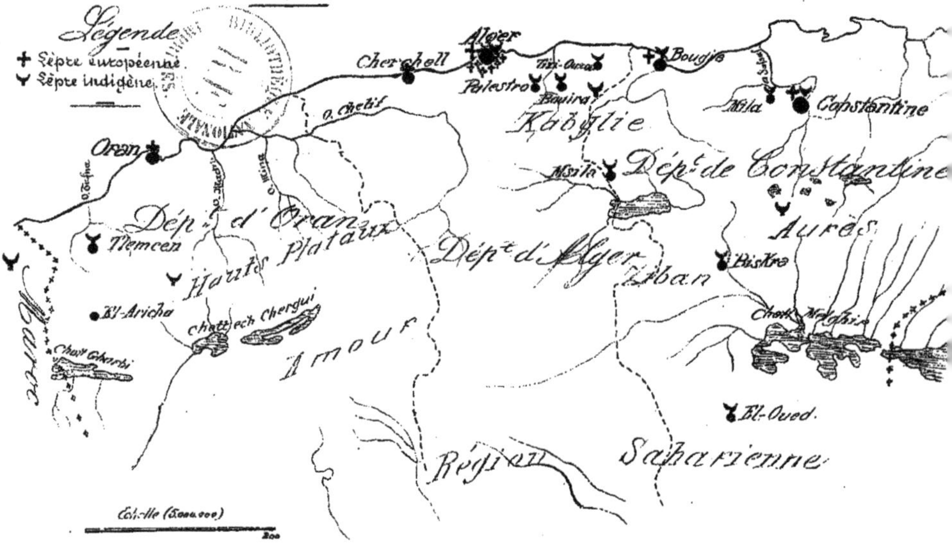

Légende

+ Lèpre européenne

Ɏ Lèpre indigène

Alger

Cherchell

Tizi-Ouzou

Bougie

Palestro

Bouira

Mila

Constantine

O. Chelif

Kabylie

Oran

Msila

Dépt de Constantine

Dépt d'Oran

Aurès

Tlemcen

Hauts Plateaux

Dépt d'Alger

Biskra

Ziban

El-Aricha

Chott ech Chergui

Chott Melghir

Chott Gharbi

Amour

Maroc

El-Oued

Région Saharienne

Echelle (5000.000)

200

www.ingramcontent.com/pod-product-compliance
Ingram Content Group UK Ltd.
Pitfield, Milton Keynes, MK11 3LW, UK
UKHW021154260726
13994UKWH00001B/448